器官レベルからみるからだ

病気は流れのとどこおりである

関山伸男

アノック

本書は、「器官レベルでの病態の把握——病気を看護の視点で
捉える」(「綜合看護」2006年第3号〜2008年第3号, 現代社刊)
の連載をもとに、大幅な加筆を行ったうえ再構成しました。

はじめに

　医師と看護師は患者の回復という同じ目的のもとでそれぞれが専門性を発揮しています。医師は診察を通し病名を明らかにして治療を開始し、看護師は患者の全体像をとらえて行うべき看護を見出します。両者とも「みる」ことが重要であり、「みる」ことからそれぞれの専門性がひらかれていくわけですが、「みる」ことの難しさはたとえ医療技術が高度に進歩しようとも常に実感されるところです。

　ことに患者の24時間をととのえるという広範な役割を担う看護師にとって、医師が診断した病名から、患者のからだに何が起こっていて、健康の何が障害され、なぜこの症状が現れているのかといった全体像を素早く把握するのは容易ではないと想像されます。病名から知れる臓器の異常についての詳細は患者の健康障害を大づかみするには情報の質・量ともに過剰であり、さりとて患者が示す症状や徴候は多様で個別性が高く、やはり患者の健康面の全体像には迫りきれません。つまり、病名が伝える臓器の異常と目の前の患者の症状や病態とをつなぐ"筋"がみえないところに難しさがあるといえます。

　ナイチンゲールは、「よい看護というものは、あらゆる病気に共通すること、及び、病む人それぞれに固有のことごとを観察するという、ただ2つに尽きる」[1]と述べています。つまり、現象の奥に病気一般に認められる仕組みや構造といった法則性をとらえ、かつ、病む人の病む体験をも含めた個別性を押さえよ、ということでしょうか。さらに彼女は、病人の消化の状態、呼吸の状態、脈の状態、尿の状態等を観察するにあたっては、からだを構成する器官の機能のとどこおり（obstruction）を観察すること、を説いています。これらは、看護につながる観察のあり方について深い示唆を与えてくれます。つまり、どうみるかで、その対象への働きかけが変わってくるのです。

そこで、ナイチンゲールの言葉に示唆を得て、臓器の異常と病む人のからだ全体とをつなぐ構造を明らかにするために、**器官レベルから病態をとらえる**という視点を体系的に構築しました。臓器の異常が、所属する器官の機能に影響を与えて"症状"をつくりだし、患者に"病態"をつくりだす過程の定式化を試みました。器官は個体の生命維持という目的のもとにそれぞれ役割を担い、他器官と相互依存しています。器官レベルで構造をとらえていくと、健康の何が障害されているのかを容易につかむことができます。また、器官に共通する管腔構造に着目することで、そこにどんな変化が生じて器官レベルの機能が障害されたのかが一連の筋としてみえてきます。看護師はもちろん、医師にとっても「みる」ことの精度とスピードが上がる見方・考え方といえます。

　本書では、まず「総論」で、病態をどのようにとらえるかの有効な答えとして「器官レベルからみる」視点を体系立てて概説し、続く「各論」で消化器官、循環器官、呼吸器官、泌尿器官、生殖器官、統合器官の6つの器官のそれぞれをとりあげてその健康障害の全体像と過程をとらえていきます。

　このように本書は多くの病態学や解剖生理学等の本とは違って詳細な知識を伝えるものではありません。より早く、できるだけ的確に、患者の健康の障害をとらえて看護や医療につなげるための視点を伝えています。臨床でこの視点をつかいこなし、同時にご自身の看護あるいは治療を検証して、常により確かな実践を実現していかれることを期待します。

著者

---

1 "Good nursing consists simply in observing the little things which are common to all sick, and those which are particular to each sick individual." (『看護覚え書』13章60節)

器官レベルからみるからだ　目次

はじめに 3

I. 総論：
病態とは管腔壁の異常と流れの障害である 9

1. 病気の構造とは 10
　　1）医療の構造
　　2）医療における2つの視点
　　3）看護につながる病気のとらえ方
　　4）からだの構造と視点
　　5）器官レベルから病態をとらえた看護の実際

2. 器官レベルに注目する 22
　　1）個体における器官とは
　　2）器官レベルからとらえるための視点
　　　　①役割/②通過臓器/③内腔の内容/④入口・出口/⑤調節機構/⑥防御機構/⑦管腔壁に生じる異常：❶運動の異常　❷腫脹　❸欠損　❹増殖（腫瘍）

II. 各論：
器官レベルから病態をとらえる 43

1. 消化器官 47
1）消化器官の機能と構造 48
　　　　①役割/②通過臓器/③内腔の内容/④入口・出口/⑤調節機構/⑥防御機構/⑦管腔壁に生じる異常
2）消化器官にみる病態 58
　　　　①潰瘍性病変（胃潰瘍、十二指腸潰瘍、逆流性食道炎など）/②腫瘍性病変（胃癌、大腸癌など）/③炎症性疾患（急性胃炎、急性腸炎、炎症性腸疾患など）/④消化器官以外の病気による消化器症状

2. 循環器官 67

1) 循環器官の機能と構造 68
①役割/②通過臓器/③内腔の内容/④入口・出口/⑤調節機構/⑥防御機構/⑦管腔壁に生じる異常

2) 循環器官にみる病態 74
①高血圧症/②心不全/③糖尿病

3. 呼吸器官 81

1) 呼吸器官の機能と構造 82
①役割/②通過臓器/③内腔の内容/④入口・出口/⑤調節機構/⑥防御機構/⑦管腔壁に生じる異常

2) 呼吸器官にみる病態 88
①気管支喘息/②肺炎/③肺癌/④肺血栓塞栓症/⑤胸水

4. 泌尿器官 97

1) 泌尿器官の機能と構造 97
①役割/②通過臓器/③内腔の内容/④入口・出口/⑤調節機構/⑥防御機構/⑦管腔壁に生じる異常

2) 泌尿器官にみる病態 109
①尿量の変化/②血尿/③糸球体腎炎/④ネフローゼ

5. 生殖器官 114

(1) 女性の生殖器官 116
1) 女性生殖器官の機能と構造 116
①役割/②通過臓器/③内腔の内容/④入口・出口/⑤調節機構/⑥防御機構/⑦管腔壁に生じる異常

2) 女性生殖器官にみる病態 124
①細菌感染症/②子宮頸癌/③卵巣嚢腫

(2) 男性の生殖器官 127
1) 男性生殖器官の機能と構造 127
①役割/②通過臓器/③内腔の内容/④入口・出口/⑤調節機構/⑥防御機構/⑦管腔壁に生じる異常

2) 男性生殖器官にみる病態 129
①腫脹による異常/②腫瘍

6. 統合器官 131

1) 統合器官の機能と構造 132
①役割/②通過臓器/③内腔の内容/④入口・出口/⑤調節機構/⑥防御機構/⑦管腔壁に生じる異常

2) 統合器官にみる病態 141
a) 感覚領域の病気:①糖尿病網膜症/②末梢神経障害/③多発性硬化症/④認知症
b) 運動領域の病気:①うつ病/②錐体外路の変性疾患/③脊髄小脳変性症/④運動ニューロン疾患/⑤末梢運動神経障害/⑥筋疾患(ミオパシー)

各論のまとめとして──糖尿病を例に 152

あとがき 156
索引 158

「器官レベルでの病態の把握」連載に寄せて＿薄井坦子 41

Column
・管腔構造の始まり 16
・本質をとらえたナイチンゲールの身体(病気)の見方 46
・消化性潰瘍薬としてのプロスタグランジンの作用 52
・管腔壁の構造 66
・心臓の拍出量と心不全 79
・心臓の左右の血液量 80
・肺の奇異現象 96
・医の倫理 113
・統合器官の働き 140
・感覚器と効果器(筋肉)のあいだ 151

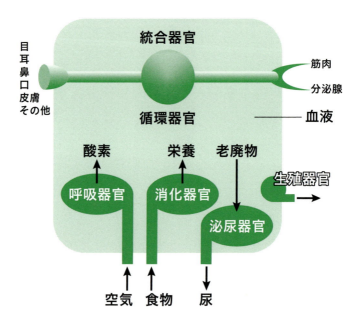

器官相互の関係
すべての器官が循環器官の血液を介して相互に連関している。

I
総論

病態とは管腔壁の異常と
流れの障害である

Ⅰ 総論：病態とは管腔壁の異常と流れの障害である

1 病気の構造とは

1) 医療の構造

　病む人に対しては古来よりさまざまな癒しがなされて、医療が形成されてきました。その担い手は医師であり看護師であることも普遍的な事実です。このような構造が自然発生的にできあがったとして、それにはどのような必然性を伺うことができるのでしょうか。

　医師は、病気を治すという明確な目的をもって、病気の原因を追究し治療に努めてきました。一方、看護の役割については、病む人が医師以外に看護者を必要としてきたことはまぎれもない事実ですが、長いあいだ明確ではありませんでした。

　時を経てナイチンゲール (1820-1910) が『看護覚え書』を著して看護の仕事を明らかにし、さらに100余年を経て薄井坦子 (1932-2022) はナイチンゲールの考えのなかから看護の論理性を取り出して、個別科学としての看護学を確立しました。薄井は看護の本質を"対象の生命力の消耗を最小とするよう生活過程をととのえることである"と明確に定義しています (『科学的看護論』)。

　こうして医療における医学と看護学の構造が明確となり、医療は医学と看護学の重なりのなかで行われなければならないことが理論化されたのです。薄井はさらに、人間を支える社会力に含まれる健康を守る働き、いわゆる医療には、病人に現れた**病状の意味を究明し治療方針を立てる働き**と、その状態で過ごす**24時間の生活の仕方をととのえる働き**の2方向がある、と述べています (図Ⅰ-1)。

　つまり、医師は病気の治療を担い、看護師は患者の看護を担

1 病気の構造とは

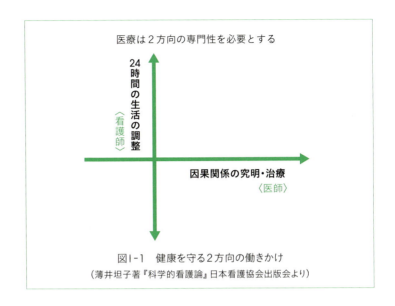

図1-1　健康を守る2方向の働きかけ
（薄井坦子著『科学的看護論』日本看護協会出版会より）

うことで成立する医療の意味は、医師の方向性が過去・現在・未来という時間軸において病気の因果関係を究明して治療を行うことにあり、看護師の方向性は時間軸に常に直交するかたちで患者の生命力の消耗を最小とするよう24時間の生活過程をととのえることにある、ということです。

　医療におけるこの両者の方向性の違いは、患者に対する視点がそれぞれ異なっていることを意味します。つまり、医師は患者の"病む臓器"に注目し、一方、看護師は"病気をもった人"に注目するということであり、異なる両方向の視点によって患者はそのすべてを注目されることになります。医療において医師と看護師は車の両輪の関係で協働しなければならない所以はここにあるのです。しかし、車の両輪とはいうものの、車輪をつなぐ車軸のない状態でそれぞれが動いているようにみえる実態も否定できません。

11

I 総論：病態とは管腔壁の異常と流れの障害である

2) 医療における2つの視点

　異なるそれぞれの視点をもって、医師は治療へ、看護師は看護へ、とどのように結びつけているのでしょうか。

　医師は、病因となる**病む臓器**を探り診断します。近代にいたって病気は主として臓器別に詳細に分類命名されて分厚い本に収められています。潰瘍、癌、炎症などの異常をきたしている臓器、例えば胃であればこれらの異常に命名して「胃潰瘍」「胃癌」「胃炎」などとし、さらに急性や慢性といった言葉を重ねて「急性胃潰瘍」「慢性胃潰瘍」「急性胃炎」「慢性胃炎」などと病名がつけられるのが一般的です。いずれも臓器単位の取り上げ方となっています。患者の症状や徴候から医師はこれらの記載に一致した病気を突きとめ、その病名を明らかにし、診断に応じた治療を行います。

　医療の本質は病気を治し健康を回復させることにありますが、臓器別の分類による病気の見方とその治療が医療のすべてであるとの考えが高じると、努力を重ねて狭い範囲に知識を限局することが専門医であると錯覚してしまう危険性があります。つまり、"病気"をみるとともに"病気をもった人"をみなければ専門医とはいえませんが、残念なことに"病気をもった人"の見方は医学においては体系化されていないため、多くの医師にとっては苦手な分野となっています。

　一方、看護師は、**病気をもった人間全体**を対象としています。つまり、医療は医師が着目する"病んだ部分"と看護が対象とする"病む人全体"とを関連づけて病態を把握し、さらに健康の何が障害されているのかを見通しをもってとらえるという高度な視点が求められていることになります。

　しかし、患者の示す症状や苦痛が病気の本体ではありません

1 病気の構造とは

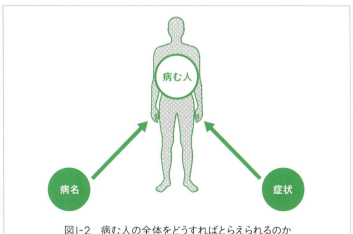

図I-2 病む人の全体をどうすればとらえられるのか
病名の示す臓器の異常や患者の症状から、患者の全体を直接とらえることは難しい。では、どうすればよいのだろう。

し、病名の示唆する臓器の状態からその患者の全体を把握する方法は体系化されていません。病名や症状から病む人の全体像、つまり**患者の健康の何が障害されているか**を端的に把握し、その先まで予測することがいかに難しいかがわかります(図I-2)。ということは、その患者にどのような看護が求められているのかを見出すのは容易ではないと想像できます。看護学の実践応用が医学に比べて一般化されにくいのは、このような困難さが背景にあることが予想されます。

3) 看護につながる病気のとらえ方

そもそも患者の症状や苦痛はいったいどこからでてくるのでしょうか。それは病気の何を反映しているのでしょうか。看護につなげるための患者の全体像はどうすれば描きだせるのでしょうか。

Ⅰ 総論：病態とは管腔壁の異常と流れの障害である

　実は、この問いは看護師らと事例検討を重ねるなかで、医師で
ある私が繰り返し受けた問いでもあります。この問いの答えを
求めて、私はナイチンゲールの著した"観察"の記述等も読み返
し、看護に寄与する病態のとらえ方を考えてみました。なぜナイ
チンゲールを参照したのかといえば、彼女の説く患者の観察と
その全体像の把握は、医療の進歩した現在に照らしてみても見
劣りするどころかむしろ的確であると私には思えたからです。

　ナイチンゲールは「本質的に病いからでてくる症状の把握は
難しい」と述べていますが、同時に医学的知識を学んでおく必要
をも説いています。ここでいわれている医学的知識とは、19世
紀当時の医学の状況を考えれば解剖学や生理学といったところ
でしょうか。ということは、分子レベルにまで踏み込んだ詳細緻
密な医学の知識を看護師に求めたのではなく、人間のからだの
構造と機能をざっくりととらえて、何が病む人の生命力を消耗
させているかを構造的に描ければよいということのはずです。

　そこで、ナイチンゲールのこの示唆を念頭において、私はも
う一度解剖生理を見直してみました。そうして着目したのが、
"臓器" と **"丸ごとの人間"** のあいだに横たわる **"器官"** です。本
書で紹介する**器官レベルから病態をとらえる**という視点は、看
護に寄与する病態のとらえ方へのひとつの答えなのです。

4) からだの構造と視点

　人間のからだは、部分が集まってより大きな部分をつくり、
さらにそれが連なって全体がつくられています。部分はその上
位の部分の機能を維持するために集合し関連しています。細
胞、組織、臓器というように部分がより大きな部分をなし、部
分である臓器が連なって器官を構成し、器官の集合がからだと

1 病気の構造とは

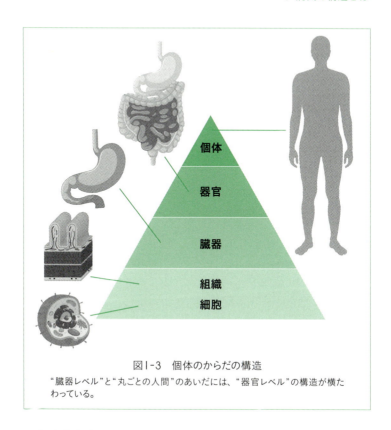

図I-3 個体のからだの構造
"臓器レベル"と"丸ごとの人間"のあいだには、"器官レベル"の構造が横たわっている。

いう全体をなしているのです(図I-3)。

　部分は他の部分と関連し、部分のなかで起きたことは全体に影響するという仕組みになっています。病名から連想されるからだの部位は主に"臓器"ですが、その上位となる"器官"レベルに目を向ければ、器官での障害がみえてきて、さらにそれが他の器官にも影響し全体に波及していくつながりがよりつかみやすくなります。さらに、その後の変化を予想することも容易です。

　実は、患者の示す症状は病変の生じた臓器での症状もありますが、むしろその多くは病んだ臓器が属する**器官の機能が障害**

Ⅰ 総論：病態とは管腔壁の異常と流れの障害である

されたことの影響が**症状**となって現れているということなのです。"病んだ臓器"と"病む人（個体まるごと）"のあいだに位置する"器官レベル"に目を向けることで、因果関係がみえなかった"臓器の異常"と"症状"や"徴候"のつながりがみえてくるというわけです。

　また、各器官は個体が生存するための**役割機能**をもっていますから、どの器官の機能が障害されたかがわかれば、患者の健康の何が障害されたのかをとらえやすくなります。さらに、器官はいずれも"内部が空洞の管状"という**管腔構造**をしており、器官の機能の障害というのは構造的にはその**内腔の流れがとどこおる**ことによって生じていることをつきとめ、その成因を**管腔壁に発生する病的変化**として4種に分類整理しました。内腔の流れが大きく障害されるほど症状は強くなり、閉塞した場合は死へつながります。

　このように、からだのなかで起こっている出来事をその仕組みから理解できると、その後の変化についても予想できるので予め対応を考えることが可能になります。つまり、看護では、

COLUMN

管腔構造の始まり

　生物の管腔構造の取入れは、生物の進化のうえで5億年も前の早い時期に行われています。単細胞生物が細胞膜内の環境保持に成功した生物は、次に細胞外の環境の整備に取り組みました。できあがったのが管腔構造でした。管腔構造のなかで細胞に必要なものをえり分けて吸収し、さらには消化酵素などをつくり出すことに成功したのです。

"病名"や患者の"症状"に注目することに加えて、その臓器が属する"器官内腔の流れの状態"に目を向けて**器官レベルから病態をとらえる**ことが大切であるといえます。器官の障害に着目してその構造と働きの両面から病態をとらえることは、まさに医師の働きと看護師の働きの両輪をつなぐ車軸となって、そこを基点にふたつの専門性の確かな協働が実現されることになります。

5) 器官レベルから病態をとらえた看護の実際

　器官レベルでの病態のとらえ方について詳しく説明する前に、ここまでをふまえて患者を想定して看護を計画してみることにしましょう。"腹痛と嘔気があって病院を受診したら胃潰瘍が発見された"という患者さんです。この人のからだのなかでは何が起こっていて、どのような看護が必要でしょうか (図I-4)。

　まず"嘔気"がなぜ起こるのかを説明してみましょう。いちばん簡単な答えは「胃潰瘍ができたのだから嘔気がでるのです」という説明でしょう。なるほどそういうものかなとも思ってしまいそうですが、この説明では"胃潰瘍"と"嘔気"の因果関係については説明できていません。

　仮に"胃潰瘍"と"嘔気"をこの説明のように理屈は抜きにして機械的に結びつけて理解していた場合、いったいどのような看護計画を立てることができるでしょうか。「潰瘍があるから吐き気があるのは仕方がないのだけれど、医師に吐き気止めの注射を処方してもらいましょうか」と患者さんに言って、医師から指示をもらって患者さんに注射をしてあげることならできそうです。しかし、はたしてこれでよい看護ができたといえるでしょうか。

I 総論：病態とは管腔壁の異常と流れの障害である

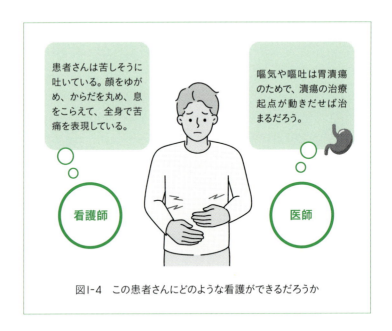

図I-4　この患者さんにどのような看護ができるだろうか

　詳しい説明がまだなので少し難しいかもしれませんが、"嘔気"という症状と"胃潰瘍"という臓器の異常とのあいだに横たわる、器官の状態に目を向けてみることにしましょう（図I-5）。
　まず、"嘔気"という現象について考えてみると、それが"胃潰瘍"だけにみられる症状ではないことがわかります。消化器官のどこにどのような異常が起こっても、嘔気が起きる可能性があります。便秘であっても嘔気が生ずることがあるのです。
　では、嘔気のある患者さんにはほかにどんなことが観察されるでしょうか。嘔気のあるときには食事の摂取が進みません。となると、血液への栄養供給が低下します。つまり、消化器官の本来の機能である消化と吸収が果たせなくなることを意味しています。
　では、胃潰瘍のときには、なぜ"嘔気"が生じて"食物の摂取が低下"するのでしょうか。それは、食物の成分が潰瘍を刺激し

1 病気の構造とは

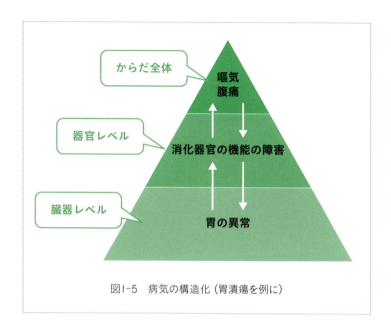

図I-5　病気の構造化（胃潰瘍を例に）

たり、食物の流入によって胃酸の分泌が増大して潰瘍を刺激したりすることによって、潰瘍が増悪するのを防ぐためのいわば生体の**防御機構**が働いているからであると考えられます。"嘔気"が強くなると"嘔吐"にもつながりますが、嘔吐も胃の中にあるこれらの潰瘍増悪物質を直接排除する方法といえます。

また、胃潰瘍で"嘔気"を伴うようなときには胃の"蠕動が亢進"しています。これは潰瘍を刺激する食物や胃液を早く肛門側に流してしまうように働いているものと考えられます。蠕動の亢進によって通常よりも短時間のうちに食物が小腸に流入すると、消化吸収が間に合わなくなって、大腸に未消化物が流入するため"下痢傾向"や"腸管ガスの増加"をもたらします。この結果、さらに"嘔気"が発生することにもなります。

このように、胃という臓器に発生した異常は、口や小腸、大腸などの消化器官全体に影響を及ぼして"嘔気"、"嘔吐"、"下

Ⅰ 総論：病態とは管腔壁の異常と流れの障害である

痢傾向"等の症状を呈し、ひいては他の器官にも影響を及ぼします。

　では、とらえた病態像をもとにして看護場面に反映してみましょう。

　胃潰瘍のときに発生する"嘔気"は潰瘍に対する食物や消化液の刺激が成因なのですから、看護としては食事内容や食事のとり方を工夫することができそうです。例えば、「食事内容は胃への刺激が少なく、胃液の分泌を亢進させない食材や調理法を考える」、「胃の中にとどまる時間ができるだけ短かくて済むような食形態を考える」、「食事量を少なくする」、「摂取エネルギーが低下する分、消費エネルギーを抑えるために安静を保持する」、「低栄養状態は短期的に有効であっても長期的には不利になるので、食事の漸増計画も事前に立てる」等々です。

　患者の健康障害の全体像をここまで描きだせるようになってくると、指示された与薬をするだけではなく、抗潰瘍薬や吐き気止めの薬がどのように効いているのかについても知りたくなります。潰瘍の薬は潰瘍を直接に治しているのではないということを思い出してください。極めて効果があるとされる現在の抗潰瘍薬ですが、その作用は胃酸分泌を抑制する働きのみをもっています。

　では、何が潰瘍を治しているのでしょうか。治癒は、患者の細胞の再生や分裂による**自己修復力**によって治っていくのです。抗潰瘍薬は細胞の修復過程が胃酸によって破壊されるのを防いでいるだけなのであって、治癒する速度はその患者の**細胞の再生力**によっているのです。これがわかると、さらなる看護の視点につながります。すなわち"細胞のつくりかえ"がうまくいくような看護を考える、ということになります。

20

1 病気の構造とは

　では、吐き気止めの薬をつかうことについて、看護としては何を考えておくべきでしょうか。薬で吐き気を止めて患者の苦痛を取り除くことは患者の"生命力の消耗を最小とする"という意味において大事ですが、そもそも"嘔気・嘔吐"は患者にとって苦痛な症状ではありますが、**消化器官を守るための生理的な機序**です。薬などでその症状を止めた場合にはその機序を補完してあげることを考えなければなりません。

　吐き気止めの薬は神経や生体のセンサーの感受性を抑制して"嘔気"を抑えているだけなのですから、嘔気症状が改善されたとしても潰瘍が治癒したわけではありません。"嘔気"で苦しんでいた患者さんが薬でその症状が改善されると、直ちにたくさん食べて栄養を一気に挽回しようとしがちですが、それは間違いです。すなわちバイタルの変化、嘔気の再発、尿量の測定、排便・排ガスの確認、睡眠状態等の観察によって看護を継続していくことが求められ、食事のスケジュールを示すなどして回復へのプロセスについて患者さんにわかりやすく説明することも看護の大事な役目となります。

　以上のように、病気によって傷害されるのは第一に臓器ですが、それによってでてくる症状はその臓器の傷害によるものではなく、臓器が属する器官レベルの機能の障害によるものと考えられます。ひとつの器官の機能障害が他の器官の機能障害を起こして新たな症状をつくりだすことも考えられます。

　医師が学ぶ医学における病名の追究は、多くは臓器レベルでの異常を調べることです。一方、看護学が注目する生命力の消耗はからだの機能が衰えることですが、臓器の異常が直接からだの症状を示すことはなく、臓器のつらなりで構成される器官のレベルでの機能の変化が症状として現れると考えられます。

I 総論：病態とは管腔壁の異常と流れの障害である

つまり、**器官の機能障害は病気を表象化している**とも考えられ、これを的確にとらえることによって行うべき看護がみえてきます。

2 器官レベルに注目する

1) 個体における器官とは

では、ここからは器官レベルからからだ全体をとらえる視点について概説します。

器官は、器官系と呼ばれる場合もありますが、それぞれに個体の生命維持に必須の役割機能を果たしています。本書では、からだを構成する器官として、統合器官、循環器官、呼吸器官、消化器官、泌尿器官、生殖器官の6つの器官を取り上げます(図I-6)。

器官に含まれる臓器は、器官固有の機能を果たすために**構造的に配列**されています。そして、各器官は**他器官とも相互に関連**しながら個体の生命維持と次世代への存続を担っています。私たちの存在意義は**統合器官**にあって、統合器官の維持が生存の主たる目的と考えられます。統合器官を直接支えているのは**循環器官**を介した血液です。この血液に栄養を供給するのが**消化器官**で、ガス交換によって酸素を供給するのが**呼吸器官**です。血液中の老廃物は**泌尿器官**を介して排泄されます。そして新たな世代を生み出すのが**生殖器官**です。各器官はいずれも循環器官と密接な関係を保っています(図I-7)。

2 器官レベルに注目する

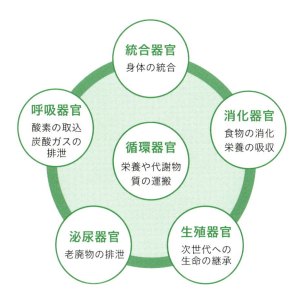

図I-6　からだを構成する器官とその役割

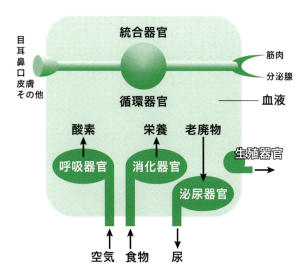

図I-7　器官相互の関係（※ p.8 に同じ）
すべての器官が循環器官の血液を介して相互に連関している

I 総論：病態とは管腔壁の異常と流れの障害である

2）器官レベルからとらえるための視点

　病態をとらえるときに、病名が示す臓器の異常に目が向きがちですが、その目を臓器が属する器官レベルへと抽象度を上げて大きくとらえなおすと（前出 図I-5 病気の構造化 参照）、からだ全体の状態、言い換えれば健康の何が障害されているのかがよりつかみやすくなります。

　では、どのような視点をもってすれば器官レベルから個体の状態を端的に把握できるでしょうか。着目すべきは、器官の役割機能、それを果たすための臓器の配列、そして器官の構造的な特徴である管腔構造です。

　器官はいずれも**管腔構造**をしており、実体のある管腔壁と実体のない管内腔からなっています（図I-8）。器官が正常に機能している状態とは、"管内腔を、**器官固有の物質**が、**決まった量**、**決まった速度**で、**一定方向にとどこおりなく流れている**状態である"といい表せます。言い換えれば、病気のときには、管腔の流れに異常が生じることで器官の機能が障害され、それが他器官へ、さらにからだ全体に影響を及ぼすことになります。

　病変は実体のある**管腔壁**に発生しますので、病名は例えば

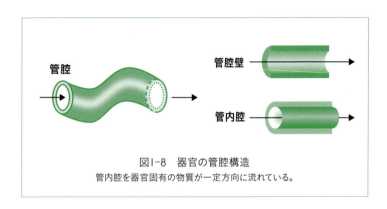

図I-8　器官の管腔構造
管内腔を器官固有の物質が一定方向に流れている。

24

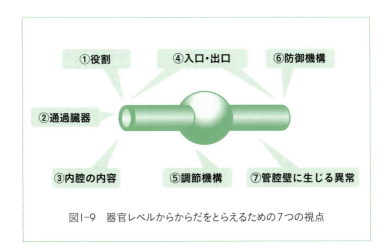

図I-9　器官レベルからからだをとらえるための7つの視点

"胃潰瘍"のように臓器の異常として表されますが、**器官の機能**を握っているのは**管内腔の流れ**です。内腔の流れが障害されると、病気としての**症状**が表面化すると考えられます。つまり、**管腔壁の異常と管内腔の流れの障害をまとめたものが"病態"**となります。

以上により、**器官レベルからからだをとらえる視点**が定まります (図I-9)。

①役割

器官には個体の生命維持のための固有の役割があり、各器官は循環器官を介して相互に連関しています。各器官の役割機能についてみると、統合器官は外部環境に対応した行動の統合と内部環境の統合を担い、循環器官は血流を介して各臓器への栄養の配分と各臓器からの不要代謝物あるいは有害産物の回収を、呼吸器官は酸素の取り込みと炭酸ガスの排泄という血液の

Ｉ 総論：病態とは管腔壁の異常と流れの障害である

表Ｉ-1 器官の役割

器官の役割
統合器官：感覚器によって外部環境の情報を取り込み、中枢神経で処理してひとつの結論を認識して外環境に働きかける。また外部環境の情報に対応して内部環境を整える。
循環器官：各臓器を構成している細胞の代謝を支える物質を供給するための媒体である血液を循環させる。
呼吸器官：外界から酸素を取り込んで血液に供給し、細胞の代謝によって発生した炭酸ガスを血液から排除する。
消化器官：外界から食物を摂取して栄養素に分解（消化）し、血液に供給する。
泌尿器官：細胞の代謝によって血液中に放出された不要物を、血液中から体外に排泄する。
生殖器官：次世代へ生命を継承する。

ガス交換を行っています。消化器官は食物の消化と栄養の吸収を、泌尿器官は体内の不要物を体外に排泄する役割を、生殖器官は子孫をはぐくみ育てることを担っています（表Ｉ-1）。

②通過臓器

器官というまとまりをみると、器官内の各臓器は**器官の役割を遂行するための配列**となっています。どの器官にも**中心的役割を担う部分**があり、要となるその臓器の障害は所属する器官の働きの障害に直結します。器官の主たる目的であるその部位は**循環器官との接点**をもっています。また、器官の入口・出口には異物からの防御機構が働いています（表Ｉ-2）。

各器官の臓の配列をみてみますと、**消化器官**では、消化された栄養素が血液に吸収されるところ、すなわち**小腸**が中心的

2 器官レベルに注目する

表I-2　器官内の臓器の配列
（入口、中心的役割、出口、入口と出口が同じ）

器官内の臓器の配列

入口 → 中心的役割部分 → 中心的役割部分 → 中心的役割部分 → 出口
　　　　への流入路　　　　　　　　　　からの流出路

消化器官：口－咽頭－食道－胃－十二指腸－小腸－大腸－直腸－肛門
　　　　　　　　　　　　　　　　｜
　　　　　　　　　　　膵臓　　　肝臓

循環器官：心臓－動脈－毛細血管（すべての臓器）－静脈－心臓

呼吸器官：鼻・口－咽頭－喉頭－気管－気管支－肺胞－胸腔－胸郭・横隔膜

泌尿器官：腎臓－腎盂－尿管－膀胱－尿道－外尿道口

生殖器官：（男性）精巣－精巣上体－精管－精嚢－前立腺－尿道－外性器

　　　　　（女性）卵巣－腹腔－卵管－子宮－膣－外性器

統合器官：感覚器（目、耳、鼻、皮膚、関節）－末梢知覚神経－
　　　　　中枢神経（延髄、脳幹、視床、基底核、大脳、小脳）－末梢運動神経－
　　　　　運動器（筋肉、骨格）：分泌腺

役割部位であり、小腸の前後に位置する臓器は食物の前処理や
後処理のために備わっている部分となります。外界からの入口
となる口腔は食物と異物の選択を行い、食道は胃までの輸送
路、胃は食物を貯めて小腸の機能に合わせて少しずつ送り出し
ています。運動からみると、胃では"貯めるための機能"と"送
り出す機能"が同時に働いていることになります。また胃は食
物を貯めておくために胃液を分泌して腐敗を防いでいます。大
腸は消化吸収後の食物残渣の処理を行って排泄の準備をする一
方、水分の吸収のほか種々の微量成分を体内に取り込んでいま
す。なお小腸や大腸から吸収された栄養その他は腸粘膜から門
脈を介して肝臓に至りますが、脂肪成分は腸粘膜からリンパ系
を介して吸収されます。消化器官の運動機能は管腔壁の平滑筋

I 総論：病態とは管腔壁の異常と流れの障害である

によって行われています。

　循環器官は**心臓**で血流をつくり、全身の諸臓器での物質のやりとりは血管壁を介して**毛細血管**で行っています。いわば諸臓器の毛細血管は循環器官と他の器官の役割が直接つながる部分となっています。消化器官は小腸から栄養を吸収して肝臓で必要な物質を合成し、これを血流によって全身の諸臓器に配分します。呼吸器官の肺胞からは酸素を取り込んで全身に配分します。下垂体、副腎、甲状腺などで合成されたホルモンなども血流を介して全身の臓器に届けられます。骨髄やリンパ節からの血球成分も血流を介して全身の隅々まで回ります。また、体内で代謝された不要物は血流を介して肝臓や腎臓から排泄されます。各臓器が代謝した炭酸ガスも血流を介して呼吸器官の肺胞から排除されます。血液は各器官の中心的役割臓器だけでなくその前後につらなる諸臓器の維持においても重要であることはいうまでもありません。血流を発生させる臓器は心臓で、滑らかな血流の維持には動脈壁の平滑筋なども寄与しています。

　呼吸器官では、直接のガス交換の部位は**肺胞**であり、肺胞に至る鼻腔から細気管支までは空気の誘導路です。外からの空気はこの誘導路で異物の除去とともに加温・加湿されて肺胞に至ります。

　泌尿器官では、血液中の不要物を器官の中心的役割を担う**腎臓**から尿中へ、尿管を経て膀胱に貯留し、意思によって排泄します。膀胱は貯める機能と排泄機能が備わっています。

　女性の**生殖器官**の本質的な役割を担う臓器は**卵巣**ですが、機能的な首座は**子宮**です。

　統合器官では、外界からの入口にあたる**感覚器**から外部環境の情報を取り込み、求心性末梢神経を介して大脳を中心とした中枢神経で処理され合目的な一つの結論をだして行動のための

刺激をつくって遠心性末梢神経を介して骨格筋などの**運動器**に
伝えます。同時に、内部環境についても中枢神経から自律神経
およびホルモンなどを介してこれらの行動に見合った状態に調
節します。統合の機能は大脳を中心とした**中枢神経**にありま
す。情報は感覚器や筋肉などの末梢部分においてより具体性を
帯びています。感覚器や運動器は本質的には防御のシステムと
して発展したものと考えられます。

　臓器単体については医学書等に詳細な記述がありますが、器
官レベルからみてみますと、臓器単体では把握されにくい特徴
がいくつかみえてきます。例えば、器官のなかで互いに連続し
ている臓器と臓器のつなぎ目は突然に異なった組織や構造に変
わることがありますが、内腔の内容物の性質は臓器のつなぎ目
を境に急に変化することはできません。そのため管腔壁の性質
と内容物の不適合が生じ、臓器のつなぎ目前後の管腔壁には異
常が起こりやすくなります。消化器官でいえば、逆流性食道炎、
慢性胃炎、十二指腸潰瘍、回盲部病変などの発生の成因を説明
できます。

③内腔の内容

　器官の管内腔にはそれぞれ決まった内容物が流れています。
消化器官では食物が、呼吸器官では空気が、循環器官では血液
が、泌尿器官では尿が、生殖器官では生殖に関わる物質が、統
合器官では電気シグナルが、それぞれ方向性をもって流れてい
ます (表I-3)。

I 総論：病態とは管腔壁の異常と流れの障害である

表I-3　管腔の内容物と性質

	内容物	性質
消化器官	食物	雑多
循環器官	血液	均一
呼吸器官	空気	ほぼ均一
泌尿器官	尿	均一
生殖器官	卵子、精子、胎児 等	不均一であるが雑多ではない
統合器官	電気シグナル	均一

④入口・出口

　外界との入口・出口の有無などは、主に器官の内腔を流れる内容物の性質によって異なります (図I-10)。

　消化器官の入口は口腔、出口は肛門で、入口と出口が別々となっています。それは口から食べた食物の性質が通過臓器の部位によって大きく変化するからです。一方、呼吸器官は管腔を流れる空気の組成がほぼ同じであるため入口と出口の別はなく、鼻腔が兼ねています。循環器官においては器官レベルでの入口も出口もありません。管腔を流れる血液の性質は他人に対して輸血ができるほどほぼ均一です。泌尿器官には器官レベルの入口はなく、尿道という出口のみがあります。生殖器官については、男性器は出口のみで、女性器は入口と出口が同じと考えます。統合器官は神経系を中心に感覚器官が入口で、筋肉や分泌腺などの効果器が出口であると考えることができます。統合器官の管内腔を流れるのは器官内のどこであれ電気シグナルですが、情報の内容や性質が大きく異なるため入口と出口が別々である必要があります。

2 器官レベルに注目する

①入口・出口が別々：消化器官、統合器官

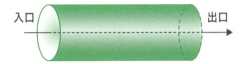

②入口・出口が同一：呼吸器官、生殖器官（女性）

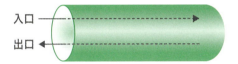

③入口・出口ともなし：循環器官

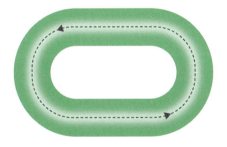

④出口のみ：泌尿器官、生殖器官（男性）

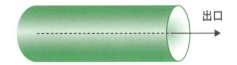

図I-10　器官の入口・出口

Ⅰ 総論：病態とは管腔壁の異常と流れの障害である

　いずれの器官においても、その入口と出口には**感覚器**が備わっていて、器官に必要な物質と不要な異物を**識別**し、異物についてはその進入を**防御**する役目をもっています。この入口・出口の識別については**学習**が成立します。消化器官では、入口である口に味覚や歯が備わっていて学習によって食物を選択しています。出口である直腸や肛門は学習によって排便の場所や時間を選択しています。呼吸器官は入口・出口を兼ねる鼻の嗅覚で良い空気を選択し、異物はくしゃみなどで排除します。循環器官は器官レベルでの入口や出口がないので学習が生じません。統合器官では視覚や聴覚などの五感が入口となり、学習はこれら感覚器でなされていると考えられます。また、筋肉などの**運動器**はいわば統合器官の出口であり、同じく学習が成立しています。

⑤調節機構

　個体の調節は内部環境維持を目的に仕組まれており、体温や血圧、呼吸などの調節機構はつねに働いています。そして、これらの多くは器官の機能を調節することによっています。器官における調節は**自律神経系**と**ホルモン系**が担っています。ホルモンは自律神経のシグナルの増幅を行っています（表Ⅰ-4）。

　交感神経系は外部環境の変化に対応して内部環境を調節し、副交感神経系は内部環境を維持しています。両者は拮抗関係にあるととらえるよりも、相互に独立したシステムであると考えたほうが合理的です。

　これら自律神経は統合器官のなかに含まれており、交感神経系は統合器官における入口にあたる感覚器から外部環境の情報を得て、中枢神経で分離共用しています。器官の入口には学習

2 器官レベルに注目する

表1-4　器官の調節機構

◆**自律神経系**
・交感神経　：外部環境の変化に対応して内部環境を調節
・副交感神経：内部環境を保持
◆**ホルモン系**
　自律神経のシグナルの増幅

が成立するので、交感神経は**学習**によって外部環境の変化に応じた調節が可能です。一方、副交感神経については生命を維持する機能の自動化と考えられ、器官としての入口もはっきりとしないため学習効果はあまり期待できません。

⑥防御機構

　器官には防御機構も働いています。器官の入口で阻止できなかった異物は、当然ながら器官内外のどこかで排除への対応がなされます（図1-11）。

　消化器官を例に防御機構を概説しますと、嚥下された食物のなかに含まれている異物は胃に至りますが、胃内で胃液中の塩酸によって食物同様に不活化され、ペプシンによって分解が始まります。異物が胃粘膜を刺激するようなときには"嘔吐"によって排除されます。

　では、異物や異物のかけらが胃を通過して小腸に至ったときにはどのようになるでしょうか。実は、小腸は消化吸収の本来の役割を果たすところで物質の透過性も高いため、異物や異物のかけらも壁の粘膜を通過しやすいといえます。小腸に達した異物に対しては、異物が管腔壁に影響を与えるようなときには

I 総論：病態とは管腔壁の異常と流れの障害である

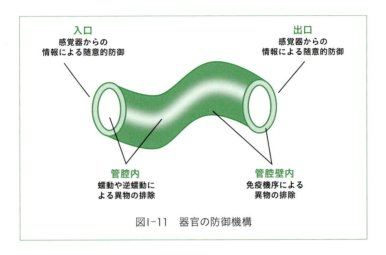

図I-11　器官の防御機構

　管腔壁に備わった免疫系が働きます。消化器官の壁には免疫をつかさどるリンパ装置が備わっていますが、なかでも小腸壁のリンパ装置が最もよく発達しています。それは小腸壁では栄養素の透過性とともに異物の透過性も高いからであると考えられます。
　異物が小腸を通過して大腸に至ったときには便として排泄されますが、異物が大腸壁を刺激するようなときには"下痢"となって急速に排泄されます。
　呼吸器官における防御機構では、器官の入口である鼻や口において微細な異物は常時排除され、気管に入った異物は"咳"などで排除されます。呼吸運動は胸壁と横隔膜によって行われていて、嗅覚で空気の異常を認識したときには呼吸を止めるなど、随意と不随意の両面を備えています。

　以上のように器官における入口・出口には異物の進入防止と進入後の物理的排除の機能が備わっていますが、管腔壁内に侵入した異物への防御の主役はやはり**免疫系**です。免疫について

2 器官レベルに注目する

表I-5　免疫の機序

	a. 細胞内の免疫機序	b. 細胞外の免疫機序
免疫機序に関わる細胞や分子	MHC*-I分子 TCR* CD8* キラーT細胞 など	MHC*-II分子 TCR* CD4* ヘルパーT細胞 B細胞 など
免疫反応の過剰⬆	自己免疫疾患	アレルギー
免疫反応の低下⬇	癌など	免疫不全

＊MHC：主要組織適合複合体。抗原の細胞膜上にあり免疫細胞に認識される部分。
＊TCR：T細胞受容体　　＊CD8, CD4：補助受容体

は、細胞内に発生した異物と細胞外の異物とでその対応が分かれます (表I-5)。

a. 細胞内の免疫機序

細胞内に生じた異物に対する免疫機序については、MHC-I分子、CD8、キラーT細胞、等が働きます (図I-12)。

細胞内で産生される物質あるいはその部品はすべて、細胞表面に無数にある手、**MHC-I分子**によって細胞表面に提示されます。この提示された物質を、同じく細胞表面に特殊な手、**CD8**をもつリンパ球の**キラーT細胞**が免疫細胞の表面に存在する**TCR**でチエックします。キラーT細胞がこれを正常細胞には存在しない異物と判断した場合にはサイトカインを分泌してこの細胞を破壊します。

ちなみに、この免疫系が過剰に反応すると自己免疫疾患を発

35

Ⅰ 総論：病態とは管腔壁の異常と流れの障害である

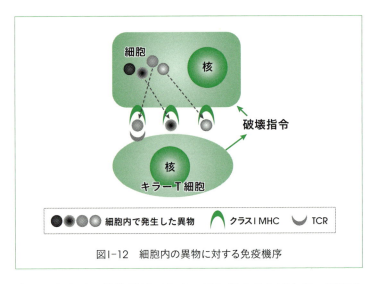

図Ⅰ-12 細胞内の異物に対する免疫機序

症し、免疫系の機能が低下あるいは欠損すると癌などの腫瘍を生じます。

b. 細胞外の免疫機序

細胞外の異物に対する免疫機序については、MHC-Ⅱ分子、CD4、ヘルパーT細胞、B細胞、等が働きます(図Ⅰ-13)。

異物は白血球や組織球などに捕捉されて破砕細分化され、血球表面の手、**MHC-Ⅱ分子**によって外部に提示されます。これに対しては、同様に細胞表面に特殊な手、CD4をもったリンパ球の**ヘルパーT細胞**が接触して異物の情報(抗原提示)を得て、この異物に該当した免疫グロブリンを産生する**B細胞**を増殖成熟させて免疫グロブリンの放出を行います。免疫グロブリンによって細胞外に存在する異物は不活化されます。

この免疫機序が過剰に反応するとアレルギーとなり、この機序が低下あるいは欠損すると免疫不全症候群となります。

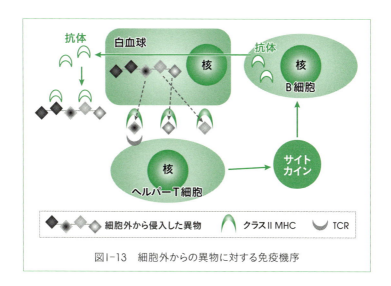

図I-13　細胞外からの異物に対する免疫機序

⑦管腔壁に生じる異常

　管腔内を器官固有の物質が、決まった方向に、決まった速度で流れていくのが正常な状態ですが、この流れに異常が生じることがあります。管腔の異常は一義的には管腔の実体である壁に発生するので、病名は**管腔壁に発生した異常**に対して命名されるのが一般的です。一方、管腔の機能は**物質の通り具合**によって表現されます。つまり、"器官レベルから病態をとらえる"とは、**管腔壁の異常によって生じた内腔の流れの不具合**を説明することであり、**病名は病態を表しえない**ことがわかります。

　病気は管腔壁に生ずる異常ととらえることができ、壁の異常は①**運動の異常**、②**腫脹**、③**欠損**、④**増殖**の４つに分類できます（図I-14）。

❶運動の異常
　運動の異常とは管腔壁の運動に異常が生じている状態です。

I 総論：病態とは管腔壁の異常と流れの障害である

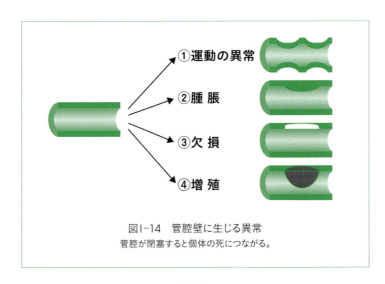

図I-14　管腔壁に生じる異常
管腔が閉塞すると個体の死につながる。

症状としては壁の平滑筋の痙攣（けいれん）による"疼痛"が特徴的です。消化器官では食道痙攣やイレウス、呼吸器官では気管支喘息（ぜんそく）や喉頭痙攣、循環器官では狭心症や片頭痛、泌尿器官では尿管結石の際の尿管痙攣、生殖器官では卵巣嚢腫茎捻転時の卵管痙攣などが該当します。統合器官ではてんかん発作や神経痛（のうしゅけいねんてん）などがこれに該当します。

❷腫脹

腫脹とは管腔壁が腫れることですが、炎症など何らかの原因で壁を構成する細胞の間隙が広がった状態をいいます。

腫脹による代表的病態は"炎症"です。炎症に対しては安静と栄養、休養そして原因治療が重要です。消化器官では急性や慢性の胃炎や腸炎、呼吸器官では気管支炎や肺炎、循環器官では動脈硬化症や心臓弁膜症、泌尿器官では腎盂炎や膀胱炎、生殖器官では子宮内膜炎や前立腺炎、統合器官では神経系に発症する末梢神経炎や脳炎、感覚器に発生する結膜炎や中耳炎、メニ

2 器官レベルに注目する

エル病、運動器に発生する筋炎、分泌線に発生する耳下腺炎などがあります。

❸欠損

欠損とは管腔壁の一部が欠けることで、壁を構成する血管などの欠損状態によって症状は大きく異なるという特徴があります。

消化器官の粘膜に生ずる"潰瘍^{かいよう}"が代表的ですが、呼吸器官でも気管の潰瘍形成がみとめられるほか、肺気腫なども該当します。循環器官ではアテローム硬化症や血栓症、心臓弁膜欠損、泌尿器官では慢性糸球体腎炎や膀胱潰瘍、生殖器官では種々の潰瘍性病変、統合器官では神経系に発生する多発性硬化症などの脱髄性疾患、脊髄小脳変性症などの変性性疾患などが該当します。

❹増殖（腫瘍）

増殖とは管腔壁の細胞が異常に増えることで、"癌"などに代表されます。細胞そのものは個体の本来の細胞に由来するため生体側からの反応が少ないことが特徴で、これらの異常が管内腔の流れに影響を与えるようになってから症状がでます。器官に発生する腫瘍には、生命予後にかかわりの少ない良性腫瘍から、生命予後を大きく左右する癌などの悪性腫瘍が含まれます。

これらの4種類の管腔壁の異常にはいずれも始まりと終末がありますが、壁の異常が進み管腔が閉塞するといずれも個体の死につながります。

I 総論：病態とは管腔壁の異常と流れの障害である

　以上みてきたように、私たちのからだは主に6つの器官の働きによって維持されています。器官は相互に有機的に関連をもっていて、ひとつの器官の働きの異常は他の器官の働きに異常を生じさせます。

　消化器官の異常は血液への栄養素の供給を妨げ、呼吸器官の障害は血液への酸素の供給を妨げます。栄養素や酸素の不足した血液は、統合器官をはじめすべての器官の代謝を維持できないことにつながります。同様に、循環器官の障害は栄養素や酸素の供給のとどこおりを招き、諸器官へ栄養素や酸素を届けられなくなります。泌尿器官の障害は代謝に伴う血液中の老廃物を体外に排泄できなくなり、すべての器官が有害な老廃物にさらされます。統合器官の障害は各器官に分布している自律神経の乱れを招き、器官の働きの調節に乱れをもたらします。

　このようにどこかの臓器の障害は器官の機能に影響を与えて、さらには他の器官の機能にも影響することになります。

（綜合看護 2006年3号 現代社より転載）

「器官レベルでの病態の把握」
連載に寄せて

薄井坦子

　看護科学研究学会では、ナイチンゲールの '三重の関心を注ぐ' という教えを実践方法論の原型ととらえ、対応困難事例を持ち寄って事例検討を重ねてきました。

　三重の関心とは、第1の関心（知的な関心）を注いでどういうケースかと大づかみにとらえ、次いで第2の関心（心のこもった人間的な関心）を注いでその方の心情を察し、両方を重ねて患者が自力で解決できない対立の存在（看護上の問題）を見出し、第3の関心（実践的・技術的な関心）を注いでケアプランを立てるという方法論です。

　事例検討会では、患者を全人的にとらえるための道具として創った「**全体像モデル**」（図1）に事実を記入して持ち寄り、グループメンバーが患者の現象像を描けるまで質疑応答をした後に、第1の関心を注いでどういうケースかと表象像をまとめます。そのための道具は「**立体像モデル**」（図2）で、その現象欄に、「全体像モデル」から「**発達段階**」「**健康障害の種類**」「**健康の段階**」「**生活過程の特徴**」のキイワードを選んで記入し、その意味づけをするのですが、「健康障害の種類」と「健康の段階」の意味づけにはいつも苦労します。抽象像として健康のよい状態を思い浮かべてからキイワードを重ねると意味づけができるという道具なのですが、実際には医学のくわしい現象の羅列になってしまい、看護の方向性（看護の原則）が出てこないのです。

　ナイチンゲールは病気を結果としてとらえ、**健康のよい状態からの変化を引き起こした生活過程を見つめる**よう教えていますので、

健康のよい状態の構造を抽象像として描けないかと思っていたとき、関山伸男先生の「器官レベルでの病態の把握」という考え方に出会うことができました。健康のよい状態とその変化について、器官レベルで説いてくださっているので、病名や症状とのつながりをイメージしやすくなります。「健康障害の種類」と「健康の段階」の意味を大きくとらえることができれば、対象特性を押さえやすくなると思います。身近な事例で考えながら、連載を読み進めていってください。

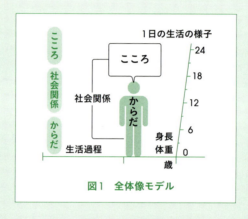

図1　全体像モデル

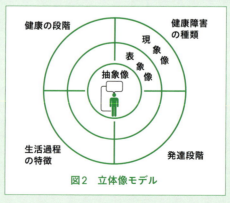

図2　立体像モデル

II
各論

器官レベルから
病態をとらえる

Ⅱ 各論：器官レベルから病態をとらえる

　ここからは病態をそれぞれの器官レベルで検討してみます。器官はその役割を遂行するために管状になっており、その内腔を器官特有の物質が流れますが、その壁には4種類の病変が生じます。それによって内腔の流れが障害されると、はじめて症状となって現れると考えられます。

　総論では、からだ全体が細胞、組織、臓器、器官といった多段階が入れ子構造になっており、主たる6つの器官がそれぞれに役割機能を果たすことによって個体の生命が維持されているということについて述べました。

　これを、科学的思考を描出するための円錐モデル*を用いて表すならば、下段に**臓器**、中間位に**器官**、頂点に**からだ全体**を配置することになり、現象レベルの事実を構造化して本質を導きだすことができます(図Ⅱ-1上)。つまり、この思考過程をつかって、円錐モデルの各レベルを論理的にのぼったり(抽象化・構造化)、おりたり(具体化・現象化)することによってからだの状態や変化をダイナミックにとらえることが可能になります。

　たとえば、病名がわかっているときには、異常のある臓器の管腔壁に生じた病的変化を想起し(臓器レベル)、臓器が属する器官レベルへ上がって、器官におけるその臓器の位置や役割を念頭に置いて、器官内腔に生じた流れのとどこおりによる器官の働きの障害やその障害の他器官への影響を考えていくことで(器官レベル)、病む人の健康障害の状態をとらえることができます(個体レベル)。

　また、症状がある場合には、症状というのは器官の働きが障

---

　*円錐モデルは、薄井が看護における科学的思考を図式化し活用した論理構造の通称。

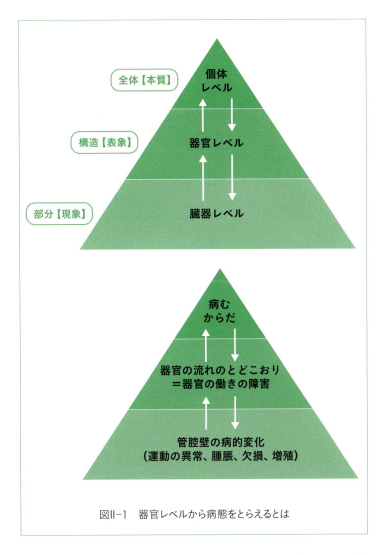

図II-1　器官レベルから病態をとらえるとは

害されたときに表出される現象ですので、まず表象レベルの器官の働きに注目することで(図II-1下)、症状の機序を論理的に説明したり、次に出現する症状や徴候を推測したり(**器官レベル**)、あるいは器官レベルから臓器レベルへとおりて障害されている

Ⅱ 各論：器官レベルから病態をとらえる

臓器を追究することができます（臓器レベル）。

　薄井は著書や看護科学研究学会での事例検討会等で、患者を全人的にとらえるための「立体像モデル」（p.42）を用いて、「健康障害の種類」「健康の段階」「生活過程の特徴」「発達段階」について情報収集し（現象レベル）、それらを意味づけることから（表象レベル）、看護の方針を導きだすこと（本質レベル）をすすめていますが、総論および図Ⅱ-1に示したからだの論理的構造化とそののぼりおりは、「健康障害の種類」や「健康の段階」を意味づけする一助として有用と考えられます。

　各論では、主たる6つの器官ごとに、総論で示した器官の状態をとらえる7つの視点、**役割、通過臓器、内腔の内容、入口・出口、調節機構、防御機構、管腔壁に生じる異常**に沿って病態をみていくことにします。

COLUMN

本質をとらえたナイチンゲールの身体（病気）の見方

　ナイチンゲールは、病気は器官の流れのとどこおり（obstructed）によって起きる、と『看護覚え書』で述べています。医療のなかで内科医や外科医はこのとどこおりを取り除くことが役割であり、取り除いたあとの回復は自然治癒力によってなされますが、この回復過程をととのえるのが看護の役割である、と述べているのです。この役割は“観察”によってのみ成し遂げられるもので、この観察には深い経験と、解剖学や生理学、生化学などへの関心が大切である、と付言しています。

　ナイチンゲールは、器官のとどこおりである病気の解明などの医師の領域に看護師が踏み込む必要はないことも示唆しており、看護はあくまでも回復過程をととのえることに専念すべきであると考えていたようです。

1 消化器官

役割
食物の消化と栄養の吸収

臓器
口腔—咽頭—食道—胃—十二指腸—小腸—大腸—直腸—肛門
　　　　　　　　　　　　｜　　　　｜
　　　　　　　　　　　膵臓　　肝臓

　各論では、まず消化器官を取り上げます。消化器官は消化管ともいわれるように、実体のある管腔壁と実体のない管内腔からなる管腔構造を呈していますので、管腔の流れの状態をとらえていくには比較的イメージがしやすいものと考えて、各論のはじめに扱うことにしました。

　消化器官は食物を消化して栄養素を血液のなかに供給するといった役割を担っています(p.8,23 図I-7器官相互の関係 参照)。消化管の壁は内側の粘膜層と外側の筋層からなっており、いずれも血液によって栄養されています。その内腔を食物が流れています。流れをつくっているのは管腔壁の平滑筋の蠕動によります。

　この消化器官に病気が発生すると、からだにはどのような影響が生じるでしょうか。器官レベルからとらえるための7つの視点をもとにみていくことにします。

Ⅱ 各論：器官レベルから病態をとらえる

1) 消化器官の機能と構造

①役割　　　　　　　　　　　　　　　　　　※p.26　表I-1参照

　消化器官の役割は**食物の消化と栄養素の吸収**であり、その本質的役割を担う臓器は**小腸**です。

　小腸の前後にある、口腔から胃までの部分および大腸から肛門までの部分は、食物の前処理と後処理のために備わっている部分となります。消化器官の本質的役割を担う小腸は循環器官との接点をもっており、小腸をすべて失うと生命の維持は不可能です。胃や大腸などの小腸の前後の部分は、仮に手術などで取り去っても直ちに生命を脅かすものではありません。

　口から食物を摂取すると**食道**は食物を一方向に送るのみですが、**胃**は短かい時間に摂取した食物を貯め込んで、その後に時間をかけて小腸に送り出します。胃は、食物を"貯める機能"と"送り出す機能"を同時に備えていることがわかります。

　胃に食物をとどめておくためには食物の腐敗を予防しなければならず、そのために胃液が用意されています。胃液中の塩酸は食物に加熱したと同じ効果を与えて、食物はもとより細菌なども不活化します。また、胃液中のペプシンは、蛋白質の分解に方向性を与えて有害な成分の発生を抑えているとも考えられます。

　消化器官の中枢ともいえる**小腸**は、多種類の消化酵素や消化液のもとに食物を消化して血液中に栄養素を供給しています。消化器官の壁には**リンパ組織**が発達していますが、特に小腸では栄養素以外の物質に対する透過性も高いため、これら異物を阻止するために高度にリンパ組織が発達しています。

　大腸は小腸での消化吸収を終えた残渣（ざんさ）を受けとめて、貯めな

48

1 消化器官

から送りながら水分を吸収して便の形成を行います。

代謝、エネルギーの貯蔵、解毒、胆汁の生成といった重要な働きをもつ**肝臓**は、食物の消化吸収に直接関わってはいませんが、所属としては消化器官の一部です。肝臓や膵臓は胚の発生途上で腸管壁から分化誘導された臓器と考えられています。**膵臓**も管腔構造を呈しており、十二指腸に送られた食物に対して消化液を分泌します。一方、小腸から吸収された糖に対応したインスリン分泌を行う内分泌臓器でもあり、いずれも消化器官の役割を担っています。

小腸の前後の臓器の異常は小腸への食物の供給をさまたげて、小腸における血液への栄養素の供給を減少させ、ひいては血液の栄養状態に悪影響を及ぼすことになります。また、管腔壁に生じる欠損や増殖などの病変では、病変そのものからの出血などによって"貧血"や"低蛋白血症"をきたします。食物が摂取できないとき、あるいは食物を食べても消化吸収ができないときには、血液への栄養供給が不十分となるため全身の栄養状態が低下することになり、日常の活動に不具合をきたしたり、"体重減少"をきたしたりします。

②通過臓器　　　　　　　　　　　　　※p.27　表1-2参照

消化器官の通過臓器は、口腔、咽頭、食道、胃、小腸、大腸、肛門などです。

消化管ともいわれるように消化器官は明らかに管腔構造を呈しており、その壁は内側の**粘膜層**と外側の**筋層**からなっていて、いずれも血液によって栄養されています。すなわち、実体のある管腔壁と実体のない管内腔からなります。消化器官の機能は、壁に囲まれた消化管の内腔を**食物**が流れることによって

Ⅱ 各論：器官レベルから病態をとらえる

維持されています。

　通過臓器の管腔壁は各臓器の役割に応じた特徴的な組織からなっており、臓器の境い目で組織が突然に変わることになります。一方、管内腔を流れる食物の性質は臓器前後の境い目で突然には変化できないため、**内容物と管腔壁組織との整合性が不一致**となって壁の病的変化が発生しやすくなります。たとえば、十二指腸潰瘍や逆流性食道炎は、胃液成分が十二指腸壁あるいは食道壁を傷害するために壁に欠損を生じさせます。非特異的回腸末端炎なども、大腸からの逆流内容が回腸壁を傷害するためと考えられます。

　胃や大腸のように食物の貯留するところは機能も複雑で、貯留する食物の刺激も長時間にわたるためか、多くの種類の病気の発生をみとめます。癌や潰瘍性病変の発生頻度は食物の停留する胃や大腸で高いことが知られています。一方、胃や大腸などの部位には防御機構も働いており、貯留している食物内に万一異常な物質が存在したり増殖したりしたときには、胃では"嘔気"を伴って"嘔吐"となり、大腸では"下痢"となって排泄されます。

　なお、消化器官の一部である肝臓は、小腸からの栄養素を集める脈管の門脈と、肝臓から胆汁の流れ出る管である胆管などの管腔構造からなるもので、門脈は器官レベルでの入口・出口がないため日常遭遇する疾患は稀ですが、胆管は出口が十二指腸に開口しており、異物の侵入などにて容易に疾患が発生します。

③内腔の内容　　　　　　　　　　　　※p.30　表I-3参照

　消化器官の内腔を流れる内容は**食物**です。その流れをつくっているのは管腔壁の平滑筋の蠕動です。食物はきわめて雑多な

内容を含んでいますが、われわれのからだはこれらの食物を消化することによって小腸から栄養素を吸収しています。

また、人間はさまざまなものを食材とし、それらを食べやすく調理することによって、からだに適した食物をつくりあげてもいます。食物すなわち消化管の内容物がからだにとって不適当であると、血液へ届けられる栄養素も不適当となって、健康を維持できないことになります。

④入口・出口　　　　　　　　　　　　　※p.31　図I-10参照

消化器官の外界からの入口は**口腔**、出口は**肛門**です。このように**入口と出口が別々**となっているのは、管腔の内容物の性質が消化管を移動するに伴って段階的に大きく変化するからです。

入口と出口には**感覚器**が備わっていて、口腔には味覚のほかに、口腔粘膜の知覚、舌の触覚、歯による咀嚼感覚、さらには咽頭の痛覚や鼻腔の嗅覚などを伴っています。出口の肛門には痛覚が備わっており、もう少し奥には便意などの感覚があります。

さらに、口腔および肛門は食欲や便意などの表現を借りて消化器官全体の状態を表わしており、嘔気や嘔吐あるいは下痢のように消化器官に生じた病態を表現することができます。

入口の感覚器は一義的には**食物の適否**を吟味するための機能でありますが、当然のことながら**学習機能**を備えています。食物として不適当なものや異物は口腔内から排除され、咀嚼はより詳細な異物の識別のために役立っています。口腔における学習は食物としての適否のほかに、よりおいしいと感じられる食事内容を追求するといった嗜好や食の文化的な側面を備えて強い個別性を形成します。

消化器官の出口である肛門や直腸の感覚器においても、**排便**

Ⅱ 各論：器官レベルから病態をとらえる

機能などが**学習**によって形成されます。幼少時にみられるように、本来、消化管は食物の経口摂取と時を同じくして排便をします。しかし、成長とともに排便の"場所"と"時"を学習して、朝の起床時などに排便習慣が固定されていきます。起床時の排便は、睡眠時の副交感神経優位の状態で食物が下部大腸に送られたあとでもあり、合理的なタイミングとも考えられます。一方、社会での生活が優先される日々が続いて排便を我慢するような状態が続くと、排便習慣が不規則となったり便秘傾向となったりします。排便の機能も学習によっていて、個別性が強いといえます。このように**感覚器の学習**は**個別性**を生み出します。

COLUMN

消化性潰瘍薬としてのプロスタグランジンの作用

　筋肉の収縮や弛緩をはじめ多様な働きをもつプロスタグランジンは何らかの刺激があると細胞膜表面にて合成されます。局所ホルモンともいわれ、30種類以上も見つかっています。

　プロスタグランジンの消化管壁平滑筋に対しての作用は、輪状筋に対しては弛緩を、縦走筋に対しては収縮をもたらします。また、プロスタグランジンは分泌細胞にも働きを示し、胃では酸分泌抑制と重炭酸他粘液分泌促進といった粘膜保護作用を示します。しかし、胃粘膜保護作用を目的に開発されたプロスタグランジン製剤は、この平滑筋作用による激しい下痢をもたらすことがあります。プロスタグランジンの拮抗物質はアスピリンなどのNSAIDs（非ステロイド性抗炎症薬）で、NSAIDsの潰瘍発症起点はNSAIDsのプロスタグランジンへの抑制作用によると考えられます。NSAIDsによりプロスタグランジンの生成が抑えられると、胃粘膜保護作用も低下するため、結果として胃粘膜障害が引き起こされることになります。

⑤調節機構　　　　　　　　　　　　　※p.33　表1-4参照

　消化器官の運動機能や消化吸収は、壁の平滑筋の伸縮および分泌腺からの消化液や粘液の分泌によります。それらの調節には**自律神経系**および**ホルモン系**が関わっています。大部分の壁を構成する平滑筋は不随意筋ですが、消化器官の入口・出口の摂食、嚥下、排便などの運動については随意筋によっています。

　口腔の随意筋による嚥下のあと、**副交感神経**の調節のもとに平滑筋によって自動的に処理がなされていきます。副交感神経はからだの内部環境を整えるために備わっていますので、食物を摂取すると、消化器官はいつでも同じように処理を行うものと考えられます。

　一方、このような消化器官の一連の流れに影響を及ぼすものとしては**交感神経**があります。交感神経はからだの外部環境に合わせて内部環境を整える役割を担っていますので、緊急を要する事態が身に起きたときなど、いわゆる消化吸収機能よりも他の器官の機能が優先されるようなときには、交感神経は消化器官の機能を停止させます。具体的には、壁の平滑筋のうち輪状筋の収縮を促進するとともに、縦走筋を弛緩させて、食物の流れを抑制します。結果として、消化器官を維持していた血液を筋肉などの他の緊急を要する部分に振り向けることができます。

　交感神経は感覚器を入口としているため**学習効果**が期待できます。同じような刺激としての外部環境の変化が繰り返された場合、交感神経の学習効果によって生体への過剰な反応とはならずに、やがて落ち着きおさまります。

　消化器官の機能異常についての大部分は、交感神経の作用によって説明できますが、ときに肺癌や縦隔腫瘍などの際に副交

Ⅱ 各論：器官レベルから病態をとらえる

感神経の走行を障害するようなことがあれば、副交感神経そのものの機能異常をみることになります。すなわち、運動機能の低下とともに消化液の分泌低下を招いて消化器官の役割を障害します。

なお、交感神経の機能が最小となる状態は睡眠時ですが、このことは自律神経に影響を与える大きな要因はわたしたちの意識や認識にあるともいえます。交感神経の緊張を抑制して副交感神経のはたらきを維持しようとするときには、この点を考慮することが大切なポイントになります。

なお、薬については自律神経系に対しては多くの作動薬がありますが、交感神経と副交感神経のバランスを同時にちょうどよくとる薬はありませんので、交感神経作動薬と副交感神経作動薬を適宜用いることになります。

そのほかにも、通常の薬剤の副作用としても消化器官の機能に影響を与えることがあります。たとえば、パーキンソン病の治療に用いられるドーパ製剤は強い交感神経刺激作用を有するため"頑固な便秘"をもたらしますが、同じく"頑固な便秘"をもたらすものとされるモルヒネ製剤は交感神経とともに副交感神経をも抑制して"便秘"を生じさせます。両薬剤はいずれも便秘の副作用がありますが、便秘に対する対応が異なります。前者は便を柔らかくする便秘薬を、後者は腸管壁を刺激するような便秘薬が必要です。

消化管には多くのホルモンが関わっていますが、**ホルモン**は自律神経のシグナルの増幅機構と考えられます。ホルモンそのものに作用して消化器官の機能を調節する薬剤はほとんどありません。消化器官の機能異常に対して自律神経作動薬を用いて治療を行うのはこのような理由によります。

なお、胃では副交感神経を抑制すると、当然ですが酸分泌が

1 消化器官

抑制されますので胃潰瘍の治療などには有効ですが、消化器官全体を抑制するため“便秘”などの副作用も伴います。このような理由から、胃潰瘍などの治療を目的とするときには胃酸分泌細胞に直接働いて酸分泌を抑制する薬剤が多数開発されて多用されています。

⑥防御機構 ※p.34 図I-11参照

消化器官の防御起点は、①入口・出口での異物の排除、②消化管内腔で発生した異物の排除、③壁内に進入した異物の排除などにまとめることができます。

食物は消化器官の入口である口腔に入る前から視覚や嗅覚などによって選別されるため、消化器官にとって不適当と認識されたものは摂取しません。これは口腔における**学習**によるものといえます。口腔内に入った食物のうち、器官の入口に備わっている味覚や咀嚼に関わる感覚器などによって異物として知覚されたものは、口腔外に排除されます。

さらに、胃へ送られ貯えられた食物中の異物（主として細菌や化学物質）が胃の壁を刺激すると、“嘔吐”によって口腔外に排除されます。小腸を通過して大腸に至った食物中の異物（主として細菌やウイルスなど）が大腸の壁を刺激すると、“下痢”によって肛門外に排泄されます。

管腔壁内に侵入した異物あるいは管腔壁を通過した異物は、**免疫**によって排除されます。小腸以外の消化管の壁は、吸収を生理的な目的としていないため比較的強靭にできていて異物の進入や通過は容易ではありませんが、小腸は栄養素などの吸収を目的としているため異物の進入も比較的容易に起きると考えられます。したがって、消化器官の免疫機能は小腸において

II 各論：器官レベルから病態をとらえる

もっとも強力な防御体制を構築しており、粘膜内や粘膜下にリンパ球の集族した多数の**リンパ濾胞**をみることができます。

異物が管腔壁を通過して壁内に入った場合に、異物が優勢であると、炎症反応が拡大して"発熱"などの症状がみられます。

⑦管腔壁に生じる異常

消化器官の**病気**は実体のある**管腔壁に病的変化**が発生することによりますが、消化器官の機能の障害は消化管内腔の流れの状態によっています。つまり、**病態**は"**管腔壁に発生した病的変化**"と"**管内腔の流れの異常**"によって表現されます。消化管の内腔が閉塞すること、すなわち消化管の流れが止まって器官としての機能が停止することは、死を意味します。

総論で示しましたように、管腔壁に発生する異常は、①**運動の異常**、②**腫脹**、③**欠損**、④**増殖**の4種類に分けられます（図II-2）。

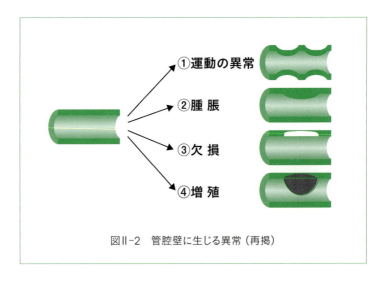

図II-2　管腔壁に生じる異常（再掲）

56

1 消化器官

①**運動の異常**としては、腸管にみられるイレウスが代表的です。"嘔吐"や"下痢"、"便秘"なども運動の異常と考えられます。運動の異常による病気は、発症からそれほど時を経ずして症状がでます。

②**腫脹**については**炎症性の変化**によるものが大部分で、消化管内容物に起因する炎症としては感染性腸炎や胃液による胃炎などがあります。炎症を基盤とした腫脹も比較的短時間で"発熱"や"腹痛"などの症状がでます。

③**欠損**は、胃潰瘍や十二指腸潰瘍などのように**潰瘍性変化**として認められます。潰瘍部分はバリアーが欠損状態となるため、消化管内容物の浸透による直接刺激や続発する炎症性変化などによって"疼痛"を引き起こします。また血管の破綻による"出血"を伴うと、循環器官の異常をきたすことになります。

④**増殖**は、細胞の数が増えることによって腫瘤を形成します。**癌**などに代表されますが、腫瘤が内腔を占拠することによって管腔の内容物の通過がさまたげられると、症状がでます。管腔が完全に閉塞した場合には、内容物の流れが止まって管腔の機能が停止し、死につながります。

これら4種類の管腔壁の異常は単独で発生しますが、**進行とともに2種類あるいは3種類または全種類の異常が重なって症状を形成する**こともあり、それぞれの種類に対する症状が重なります。癌などの場合に、腫瘍による通過障害が管腔を拡張すると"疼痛"が発生し、腫瘤の欠損による"出血"や免疫力の弱い腫瘍部分の感染による"発熱"等が同時にみられることがあります。

Ⅱ 各論：器官レベルから病態をとらえる

2) 消化器官にみる病態

消化器官についていくつかの疾患の病態を構成してみます。

①潰瘍性病変（胃潰瘍、十二指腸潰瘍、逆流性食道炎など）
——潰瘍に伴う疼痛や嘔気は器官の機能不全を示すシグナル

管腔壁に**欠損**を生じた状態が**潰瘍性病変**で、消化器官の壁にはどこにでも発生する可能性があります。消化器官の潰瘍性病変としては、胃潰瘍、十二指腸潰瘍、逆流性食道炎などがよく知られています。これらには粘膜攻撃因子である**胃酸**が大きく関わっています。

胃潰瘍は消化器官における潰瘍性病変の典型で、胃液中の塩酸の**腐食作用**によって胃粘膜が欠損することから生じます。胃酸は口から摂取された食物を胃に貯めておくときに腐敗を防ぐために備わっている機序で、食物の消化吸収の一端を担っていますが、正常な胃粘膜はその表面に防御因子としての**粘液**を分泌して、強力な腐食作用をもつ胃酸との接触を防いで胃粘膜を保護しています。しかし、ピロリ菌の感染など何らかの原因によって胃酸分泌に見合った粘液分泌が伴わなくなると、腐食されて潰瘍が発生します。

形成された胃潰瘍面が拡大深化していくと修復作用が働きますが、組織液や血液が胃酸を中和してその腐食作用を弱めたり、潰瘍の刺激が"疼痛"とともに交感神経を刺激することで胃酸分泌が抑制されたり、"嘔気"が生じて食事摂取が抑えられることで胃酸分泌が抑えられたりもします。これらによって胃酸分泌が抑制されれば、潰瘍は生体の自然治癒力にて速やかに修復されます。

1 消化器官

　胃潰瘍の際に食欲が落ちて胃液分泌が減少することは、まさに生体の胃酸分泌を抑制する手立てであり、胃潰瘍ができて食欲が低下するということは理にかなった自然治癒力の表われといえます。言い換えれば、潰瘍に伴って生じる"疼痛"や"嘔気"は食事の摂取を拒否する生体反応であり、消化器官の機能が不全であることを示すシグナルとも考えられます。これらの症状を投薬などで消失させて食事の摂取を促すことは、生体の自然治癒力とは真逆の方向であり本末転倒となります。あくまでも潰瘍性病変を治して、食事の通過を取り戻さなければなりません。

　現在、胃潰瘍の治療薬として第一に取り上げられているのは、胃酸分泌を抑える薬ですが、この薬自体には潰瘍病変の直接の修復起点はありません。あくまでも酸分泌を抑制したなかで胃壁の自己修復機能をさまたげない方針なのです。そして、生体の自然治癒力は血液から供給される栄養や酸素などの供給と大きく関連しており、これらの不足は潰瘍の治癒遷延を招くことになりますので、よい薬といえども他器官の機能をも良好に維持する必要があることはいうまでもありません。

　十二指腸潰瘍はやはり胃から流れてくる胃酸の腐食作用によって形成されます。十二指腸粘膜は、胃酸の腐食作用に対しては重炭酸塩などのアルカリ成分を分泌して酸を中和して腐食作用を抑制します。ここでも胃酸の流入過多や十二指腸のアルカリ成分の分泌の低下などによって潰瘍が発生します。十二指腸潰瘍も、胃酸が抑制されて腐食よりも生体の自然治癒力が勝ると、治癒に向かいます。

　胃潰瘍も十二指腸潰瘍も胃酸の腐食作用によって形成されますが、循環器官である血管なども腐食してしまうので潰瘍面からの"大出血"をもたらすこともあります。"出血"による"貧血"は他器官とともに全身の栄養状態の低下を招いて、器官や

Ⅱ 各論：器官レベルから病態をとらえる

臓器の機能低下をもたらします。

②腫瘍性病変（胃癌、大腸癌など）
——癌の発生早期には症状が表れにくい

　胃癌や大腸癌などの消化器官の癌は、管腔の壁の粘膜に発生した異常細胞が無制限に増殖したものですが、元をたどれば生体の免疫監視機構を逃れた1個の異常細胞に由来します。わたしたちのからだのなかでは毎日数百個の異常細胞が生まれていますが、通常はそれらのほとんどすべては免疫系によって異物と認識されて消滅させられます。

　しかし、まれに異物と認識されずに免疫系の監視を逃れた異常細胞（数億個の異常細胞のうちの1個程度の割合）が増殖していくと、癌になります。**癌細胞**はからだのなかでは**正常細胞と同じ扱い**を受けて存在しますので、癌細胞自体が周りを刺激することはなく、その存在を知らせるシグナルはありません。

　消化器官の管腔壁に癌細胞が発生して何らかの症状がでてくるのは、癌が大きくなって管内腔の食物の流れをさまたげるようになるころです。癌より口側の膨隆による"腹満"や、"嘔気・嘔吐"、さらには過伸展に伴う"疼痛"などがみられます。消化吸収機能が低下するため、食物の摂取が抑えられて"食欲不振"となります。

　癌には**粘膜バリアーがないため**容易に感染が起きますが、このような状態が消化管内に発生すると異物と認識されて排除機能が働くために"嘔気・嘔吐"や"下痢"が生じます。

　また、癌の組織は**もろく崩れやすい**ので"出血"などもみられますが、出血は顕微鏡的出血から大出血までさまざまです。これらの症状は癌の進展増大に伴って顕著となってきます。

60

1 消化器官

　このような消化器官の異常は、循環器官への栄養の供給を低下させて他の器官の臓器に栄養障害をもたらします。"体重減少"や"筋力の低下"、"貧血"や肝での"蛋白合成の低下"、さらには"心不全"や"意識障害"に至ることもあります。"貧血"は頻脈傾向となって"疲れやすく"なり、"低蛋白血症"は組織修復を遅らせるために"疲労"などの回復が遅くなるほか、からだが"むくむ"など、多彩な症状を呈します。

　胃内腔の流れに影響しないごく小さな胃癌や表在胃癌では無症状で経過するため、検診での早期発見が大切ということになります。

　胃癌の病態を器官の状態をとらえる視点からみてみますと、**入口・出口**については、胃の通過障害を反映して"食欲の低下"として表現されますが、消化管における消化吸収機能が準備状態になければ器官の入口である口からの食物の摂取が抑えられるものと考えることができます。

　通過臓器の視点からみると、胃は小腸での消化吸収のための準備を担っている臓器であり、消化管の本質的役割部分ではないため、そのすべてを切除などで失ってもとりあえずは生命維持には差し支えがありません。癌のために機能を失って消化管の流れを障害するようになった胃は、むしろ切除などで取り除いたほうが器官レベルでの機能維持には有利と考えられます。もちろん取り除くことができない状態もありますが、次善の選択をする際にはやはり消化器官の機能維持を考えて行わなければなりません。

　内腔の内容については、障害された胃の機能を少しでも取り戻すような食事が整えられなければなりません。食物が胃癌の部分に付着して腐敗したり、細菌の付着した食事による細菌感

Ⅱ 各論：器官レベルから病態をとらえる

染を起こしたりしたときには、それらは消化管内の異物となって"嘔気"などを生ずるとともに"食欲を低下"させることになります。胃が行うべき機能に代わってあらかじめ食べ物の加熱処理を行って細菌感染を防いだり、胃癌の部分を通過しやすい形態の食物に調理したりといった**食の調整**を行うことが大切になります。

　調節機構の視点からは、消化器官の機能は副交感神経によって維持されていますので、これを抑制しないように整えていかなければなりません。すなわち、交感神経による消化器官の抑制を最小とするように整えるためには、**認識のレベルでの関わり**が大切になります。患者にとっての環境が**快の刺激**となるように生活過程を整える必要があります。

　防御機構の視点からは、最初に発生した癌細胞と同じ遺伝系列の細胞には免疫は働きませんが、癌細胞は大雑把な遺伝を行いますので、細胞分裂の際に変異して生じた多くの新たな癌細胞に対しては免疫が働く可能性があります。つまり、進行した癌についても、部分的かもしれませんが免疫が働いて癌の増殖を抑制していると考えられます。感染などによる新たな免疫能の低下によって癌の増殖加速を招かないように、からだの内外の**清潔**を保つことも大切なことになります。

③炎症性疾患（急性胃炎、急性腸炎、炎症性腸疾患など）
——炎症性の腹痛は"持続的"、運動の異常による腹痛は"間欠的"

　消化器官の炎症性疾患は多彩で複雑にみえますが、重大な病気は栄養素の吸収作用などの、物質の通過しやすい小腸や大腸の管腔壁に発生します。これは、栄養の吸収の機序は、同時に異物も侵入しやすいからです。この考えからすると、食道や胃

には重篤な炎症性疾患はみられないことの説明にもなります。

　小腸は栄養の吸収の中心で異物の侵入も大きいことが予想されますが、内腔の食物の流れが速いことや有害な異物の生成がまだ始まらない状態にあることもあって、重大な炎症性疾患は多くはありません。**大腸**は吸収上皮が存在して水分や栄養素の一部が吸収されますから、異物の侵入も比較的容易で、同一部位での壁と異物との接触時間も長めとなるため、重篤な炎症性疾患が起きやすいものと考えられます。

　大腸では急性腸炎のほかに、慢性的に経過する潰瘍性大腸炎やクローン病がみられます。急性大腸炎は炎症を引き起こすウイルスや細菌が排除されると、粘膜は自然治癒力によって修復されます。慢性的な経過をたどる潰瘍性大腸炎やクローン病は、管腔壁の損傷の治癒に関わる免疫の乱れや過剰な反応によって治癒が遷延する疾患です。もちろん、このような病変はさまざまな程度で消化器官の機能を低下させ、また血液や体液の喪失を招いて全身状態を低下させます。

　"腹痛"は管腔壁の炎症による"腫脹"や"運動の異常"あるいは壁の"欠損"のいずれでも生じますが、**炎症性の腹痛は"持続的"**で、**運動の異常による腹痛は"間欠的"**となります。潰瘍などの欠損では腹痛は"持続的"であるほか、食物の通過状態と関係することもあります。

　"発熱"は壁の"炎症性変化（腫脹）"を意味します。"嘔気・嘔吐"や"下痢"は"運動の異常"によって生じますが、消化管内に異物が発生したときや、消化器官が消化吸収機能を行う状態にないために食物であっても異物と認識されてしまうような状態となったときには、消化管内容物を"嘔吐"や"下痢"によって排除してしまいます。"食欲不振"も消化器官が消化吸収の機

Ⅱ 各論：器官レベルから病態をとらえる

能を行えない状態にあることを示しています。"下血"は消化管の壁が"欠損"していることを意味します。

　以上の症状の組み合わせで、急性胃腸炎の多彩な病態を説明できます。たとえば、間欠的な腹痛があって発熱のない場合は消化管の"運動の異常"が主で、消化管内に発生した病原性細菌などの異物が壁を刺激している状態と考えられます。

　急性胃腸炎を器官の状態をとらえる視点からみてみます。

　器官の**入口・出口**である口ならびに肛門は、"嘔気・嘔吐"や"下痢"および"食欲不振"などの症状によって消化器官の状態を表現していると考えられます。異物あるいは食物を異物と認識した部位が胃などの上部消化管の場合には"嘔気・嘔吐"として、大腸などの下部消化管の場合には"下痢"として表現されます。消化吸収機能が低下しているときには"食欲不振"として、器官の入口である口での食物摂取の抑制となります。

　通過臓器に沿って炎症などの異常が広がっていくと考えられますが、胃の中を細菌が通過してしまう状態は胃酸分泌などの胃の機能の低下の可能性もうかがえます。

　消化器官の**役割**は食物の消化吸収にあります。"嘔吐"や"下痢"によって小腸での栄養の吸収量が低下したり、小腸そのものの炎症による機能低下で消化吸収が障害されたりするときには、いずれも血液中の栄養の低下や"脱水"をきたして重篤となることがあります。このようなときには栄養や水分は注射などの補液で補う必要があります。

　急性胃腸炎の多くは、**内腔内容**である食物に起因すると考えられます。原因となる食物内容を検討するとともに、胃の機能低下などの身体的な面での異常も考慮しなければなりません。

　消化器官を**調節**している自律神経は異物の排除に向けて"嘔

64

気・嘔吐"や"下痢"を起こしますが、同時に、消化管の安静を保つために"食欲を低下"させます。

急性胃腸炎の原因となった細菌などの異物は、粘膜表面や粘膜内あるいは組織学的にもっと深部かもしれませんが、**免疫**によって排除消滅させられます。このようにして多くは数日のうちに回復に向かいますが、医学的な加療を要することも多々あります。

④消化器官以外の病気による消化器症状

消化器官以外の病気に起因する消化管の症状はたくさんありそうですが、実際にあった事例の概略を紹介します。

左上葉原発の末期肺癌の患者さんで、反回神経麻痺による"嗄声"を指摘されており、"食欲不振"と"全身倦怠感"でストレッチャーにて入院されました。消化管の内視鏡検査が施行されており、上部消化管粘膜には異常を認めないとのことで、精神的な要因に基づく食欲不振と結論されて精神科も受診していました。

入院後の検査では"便秘"などを伴っての"食欲不振"であり、うつ傾向もはっきりとは認められないところから、もう一度器官レベルから病態を検討しなおした結果、消化管の調節を行っている副交感神経（迷走神経）が肺癌によって障害されている可能性がうかがわれました。副交感神経を抑制する抗うつ剤や胃酸分泌抑制剤を中止するとともに、看護による交感神経の抑制も図った結果、食欲不振は急速に改善されました。数日後には歩行が可能となって、その後2か月位のあいだ良好な在宅療養を行って亡くなられました。

そのほかに、消化器官以外の異常に起因する病気としてよく

Ⅱ 各論：器官レベルから病態をとらえる

みられるのは虚血性大腸炎があります。大腸壁の血管の血流障害が原因で粘膜が壊死を起こして潰瘍ができます。血管の走行に沿った縦走潰瘍が特徴ですが、多くは血流の回復とともに速やかに修復されます。血流障害は"便秘"などによる腸管壁の過伸展によるものと考えられています。

　消化器官の病気は内視鏡検査などの進歩によって、その病態や症状はややもすると軽視されがちです。しかし、個体全体を対象として行う看護実践では、病態や症状の成因を把握しておくことが大切です。
　以上、消化器官の役割は食物を消化吸収して血液に栄養を補給するということを念頭において、器官レベルからの7つの視点から消化管の状態をみてみました。

COLUMN

管腔壁の構造

　管腔壁は内側に粘膜層が、外側に平滑筋層が位置しています。いずれも血管によって栄養されており、血管網が張り巡らされています。平滑筋は通常2層に分かれており、消化管壁の場合、内側が輪状筋で、外側が縦走筋からなっています。輪状筋や縦走筋は薬物や自律神経に対しての反応が異なります。また、粘膜は管腔を構成する臓器によってその特性が大きく異なりますが、平滑筋はあまり変わりません。

2 循環器官

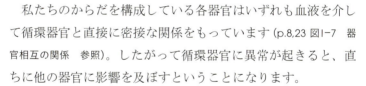

役割
栄養や代謝物質の運搬
臓器
心臓―動脈―毛細血管(すべての臓器)―静脈―心臓

　私たちのからだを構成している各器官はいずれも血液を介して循環器官と直接に密接な関係をもっています（p.8,23 図I-7　器官相互の関係　参照）。したがって循環器官に異常が起きると、直ちに他の器官に影響を及ぼすということになります。

　循環器官の異常としては心疾患や高血圧症などの日常的な病気を思い浮かべますが、血液の異常なども含めて、器官レベルからそれらの病態をみていきます。まず、循環器官を、役割、通過臓器、内腔の内容、入口・出口、調節機構、防御機構、管腔壁に生じる異常、の各視点からみてみます。

II 各論：器官レベルから病態をとらえる

1) 循環器官の機能と構造

①役割　　　　　　　　　　　　　　　　※p.26　表I-1参照

　循環器官は**血液**を介して、臓器を構成する個々の細胞の機能
維持に必要な成分や代謝産物の輸送を行っています。これらの
物質は血液の流れる先々の臓器の細胞に取り込まれて代謝さ
れ、エネルギーを産生し、新たな物質を合成し、あるいは日々
の細胞のつくりかえに使われます。また、血液中のホルモンな
どは細胞や臓器の機能を調節します。不要物は血流に戻って腎
臓などの臓器から排泄されます。また、免疫に関わる血球成分
や蛋白成分は異物の侵入に対応するとともに、血液の流れに
乗ってすべての細胞の異常を監視します。

　血管壁を介しての物質のやりとりは**毛細血管**で行われており、
そこは循環器官と他の器官の役割が直接つながる部分となって
います。消化器官との接点としては、栄養素の吸収という本質的
役割を担う**小腸**で、小腸粘膜と粘膜内の毛細血管（一部は毛細リン
パ管）との間で栄養素の受け渡しが行われます。また、ガス交換
を目的とする呼吸器官では、**肺胞**における粘膜上皮を介して粘
膜下毛細血管との間で酸素と炭酸ガスの交換が行われます。泌
尿器官では、**腎臓**の毛細血管（糸球体）から、血清成分とともに
老廃物が尿細管に分泌され、尿細管において有用成分が再度毛
細血管に再吸収されたあと、残渣は尿として排泄されます。

　いずれも循環器官と他の器官との関わりは毛細血管の場で行
われており、血液と細胞の間の物質のやりとりは毛細血管を介
して行われています。

　循環器官のなかの毛細血管以外の部分は、血液の駆動装置で
ある**心臓**とともに血液の分配を行う**動脈**および**静脈**（リンパ管）

68

2 循環器官

となっています。管腔器官の内腔の流れが停止すると器官の機能は停止して死につながりますが、血液の駆動装置である心臓の活動が停止するともちろん死に至ることになります。血液の分配を行っている動脈や静脈などの血管は人工物での代用が可能です。

②通過臓器　　　　　　　　　　　　　※p.27　表I-2参照

　循環器官の通過臓器は、からだを構成する**すべての臓器**ということになります。原則として血液の流れは各臓器を直列に流れるのではなく、臓器を**並列**に並べた形で流れており、心臓を出て、単一臓器を経て、また心臓に戻ります。

　血液の流れのうえで隣接する臓器の境い目としては、心臓から大動脈への移行部、動脈から毛細血管への移行部、毛細血管から静脈への移行部、大静脈から心臓への移行部ということになり、これらの移行部で壁の性質が変わりますが、管腔内容物である血液成分の侵蝕性がほとんどないため、消化器官にみられるような臓器の境界での疾患の多発はみられません。

③内腔の内容　　　　　　　　　　　　※p.30　表I-3参照

　循環器官の内腔を流れるのは**血液**です。血液は**比較的均一**な成分から構成されていて、基本的には他人との交換が可能です。また血液の流れを駆動しているのは**心臓**です。

　血液は血球成分および液性成分からなっています。血球成分は血液ガスの運搬を担っている赤血球、血液凝固に関わる血小板、防御起点である白血球などで、液性成分は血液の容量を維持する蛋白成分や、蛋白質や糖や脂肪といった栄養素、塩分や

II 各論：器官レベルから病態をとらえる

微量元素、各種ホルモン、免疫蛋白成分などから構成されています。これらの血液成分は、つくられた臓器あるいは血液に取り込まれた臓器から必要な臓器へと血流を介して送られます。

　血液の異常として現れてくる病気は、多くは血液成分をつくる側の細胞や臓器の異常によりますが、ホルモン異常症などによってホルモンを必要とする側の細胞や臓器の異常な働きによる病気もあります。

④入口・出口　　　　　　　　　※p.31　図I-10参照

　循環器官には器官レベルでの入口・出口はありません。このように**閉鎖回路**になっていることは、循環器官のいくつかの特徴につながります。

　ひとつには、入口・出口がないため、循環器官の内腔を流れる**血液の量**によって**内圧が変化**します。次に、器官レベルでの入口・出口がないことは内腔を流れる**血液の組成が比較的一様**であることを意味していますが、これについては、他人の血液を輸血しても基本的には異常が生じないことなどからもわかります。また、入口・出口があれば備わるはずの感覚器がないことは、器官レベルでの変化があっても、消化器官などのように**状況を表現する**ことができません。極端な場合を除いて、病的範囲と考えられる血圧の上昇や、血糖値の変化、コレステロールの変化、尿素窒素の変化などのさまざまな異常を生じても自覚することができません。さらに、入口・出口がないことは器官を調節するような**学習が成立しない**ことになり、意思の力で血圧や脈拍を自由に変えるといったことができません。

　各器官における入口・出口は学習によって個別性を獲得しますが、循環器官ではこれらが存在しないため、器官レベルでの

2 循環器官

個別性の表現はできないことになります。しかし、後述しますが、循環器官の調節を行っている自律神経系、とくに交感神経には入口として機能をする感覚器が備わっているため、これを介しての学習効果による個別性が表現されます。たとえば、外部環境の変化に伴って脈拍や血圧が変わるといったことですが、いうまでもなくその程度はその人の経験や学習によって異なります。

⑤調節機構 ※p.33 表1-4参照

　循環器官の機能調節は自律神経系によってなされています。循環器官の**自動システムとしての維持調整**は主として**副交感神経系**が担当し、**環境の変化に対応するシステム**としては**交感神経系**が担っています。また、自律神経系の増幅システムとしてのホルモン系があります。

　副交感神経系の働きとしては睡眠時の循環動態等からうかがい知ることができますが、その働きを明快にイメージするのは難しい面があります。一方、循環器官における交感神経系の働きは比較的容易に理解できるもので、外部環境の変化によってからだに生じた応答がこれに該当します。身の危険や緊張した場面では心拍数が増え、消化器官の動きは止まり、瞳孔は散大して、骨格筋は緊張するといった反応は交感神経系の働きによるものです。

　一方、環境の変化を感知する部分は視覚や聴覚などの**感覚器**であり、感覚器は自律神経系では**交感神経系の入口**とも考えられます。器官の入口や出口は学習が可能であることは前述しましたが、交感神経系も学習が可能ということになります。驚きを感じたときには交感神経の働きによって心拍数が増すなどの

Ⅱ 各論：器官レベルから病態をとらえる

反応が現れますが、同じような驚きが繰り返されると心拍数は増えなくなり骨格筋も緊張が生じなくなります。これは誰もが経験することですが、交感神経が**学習**した結果ということになります。

なお、交感神経の機能が最小となる状態は睡眠時ですが、このことは自律神経に影響を与える要因にはわたしたちの意識や認識も深く関わっていることがわかります。

臨床的には多くの自律神経作動薬があり、高血圧症、低血圧症、頻脈や徐脈といった心機能異常などの治療に使用されています。

⑥防御機構　　　　　　　　　　　　※p.34　図Ⅰ-11参照

循環器官の防御起点については、ひとつには**自律神経機能による循環動態の維持**があげられます。

また、器官レベルでの入口・出口がないため外部からの大きな異物の侵入はありませんが、入口・出口を有する他器官との接点において、物質の移動の際に細菌や有害物質などの異物の侵入の機会があります。このような際には生体外からの異物に対する**免疫システム**が働き、消化器官における小腸粘膜や呼吸器官における細気管支や肺胞粘膜の免疫システムを通過した異物は、血液中の多核白血球や単球などに捕捉されて消滅するほか、リンパ球を刺激して抗体産生を促して免疫能を高めます。なお、血液中に異物が侵入して血管壁に炎症が成立した場合には"発熱"などの症状を伴います。

2　循環器官

⑦管腔壁に生じる異常　　　　　　　※p.38　図I-14参照

　循環器官の壁は、内側の内膜と外側の筋層からなっています。内腔に流れる血液は消化器官の内容等と比べて組成変化が小さいため、**内膜は比較的脆弱なつくり**となっています。たとえば、血液中の糖（グルコース）の濃度がわずかに2倍になった程度でも血管内膜は傷害されます。

　循環器官の**病気**も他の器官と同様に**管腔壁に異常**が発生しますが、**病態は内腔の状態**、すなわち**血液の流れ**によっています。また、内腔が閉塞して器官レベルでの血流が停止することは死を意味します。

　管腔壁に発生する異常は、①**運動の異常**、②**腫脹**、③**欠損**、④**増殖**の4種類に分けられます。

　運動の異常としては、不整脈や心不全、高血圧があげられます。循環器官には器官レベルでの入口・出口はありませんので、管内腔の血液の流れの異常を直接表現することはできませんが、関わる他の器官や臓器の変化としての症状が表現されます。

　腫脹については、慢性的な炎症によると考えられる動脈硬化症や、急性の炎症による種々の血管炎があります。

　欠損は、動脈硬化症に伴う粥腫の破綻や心臓弁膜症があります。また血管壁が全層で欠損すると"出血"を招いて、全身に大きな影響を及ぼすことになります。

　増殖の発生頻度は多くありませんが、血管壁に発生した異常細胞による腫瘍があります。

Ⅱ 各論：器官レベルから病態をとらえる

2) 循環器官にみる病態

循環器官のいくつかの疾患について病態を構成してみます。

①高血圧症
——心拍出量と動脈の拡張のアンバランス

高血圧は動脈壁の"運動の異常"とも考えられます。血管壁とくに動脈壁の強靭性は平滑筋などの弾力性によりますが、この弾力性は心臓の拍動とともに血流の維持に大きな役割を担っています。動脈は心臓の拍動によって拍出された血液を受けとめて膨らみ、次いで収縮して末梢に血液を送ります。何らかの原因によって血管壁の弾力性が失われると、心臓から拍出された血液を受けとめる内腔が容易に拡張せず、必要な拡張にはさらなる拍出圧が必要になります。このような状態が持続するときには高血圧症といった疾患になります。高血圧は**心拍出量と動脈の血管拡張のアンバランス**ということになります。

このバランスを維持するためには、心拍出量を減らすか、血管壁の弾力性を回復させるかなどの方法が考えられます。臨床で使用される高血圧症の薬物はこれらに沿ってつくられており、心臓の力を抑えるβブロッカーや循環血液量を抑える利尿剤、動脈壁の緊張を和らげるCa拮抗剤などが代表的です。

②心不全
——血液供給量の低下とそれに続く代償機能の影響

心不全とは、循環器官の内腔の血液の流れを維持している心臓からの血液の供給量の低下を意味します。血液供給量低下は

2 循環器官

拍出量の低下と同義ですが、心筋梗塞や心筋炎などによる心筋の収縮力の低下、種々の成因による不整脈、心臓弁の狭窄や閉鎖不全などに伴って出現します。また、動脈硬化症などで高血圧が持続した際にも、心筋の疲労にて拍出量の低下がもたらされます。

　心不全によって心拍出量が低下すると、心臓への血液の戻りも低下して、肺うっ血や"下肢の浮腫"などが出現します。次いで循環器官の内腔の血流の低下は、循環器官そのものの栄養や酸素の欠乏はもとより、他器官への栄養補給や酸素の供給不足を招くことになります。血流量の低下はまず血液を大量に必要とする器官や臓器から影響を受けます。骨格筋では運動量が落ち、消化器官では消化吸収が低下します。また、骨髄などでは造血能が低下して"貧血"を招きます。

　心不全の状態に対しては生体内では多くの**代償機能**が現れますが、心臓には負担となる場合もあります。心不全ではまずからだの活動性が抑制されて心臓の負担を軽減させます。自律神経系は血圧を上げて血流を維持しようとして血管を緊張させ血圧を上げますが、心臓の負担が増えて心不全は悪化傾向となることもあります。腎臓からも昇圧物質（レニン）が分泌されて循環血液量を確保しようとしますが、やはり心臓には負担となります。脳や心臓からはうっ血を改善させるためのホルモン（BNP、hANP）が分泌されて利尿を促しますが、血流を改善させるものではありません。

　これらの代償機能は個々の臓器では合目的であるようにみえますが、長期的には心機能の低下を招いて各臓器は虚血傾向が続くことになり、機能が低下していくと考えられます。つまり、血圧を上げるための"昇圧"という代償機能は、心臓への負担と

Ⅱ 各論：器官レベルから病態をとらえる

なるとともに、血管内腔の狭小化を招くなどして他臓器の血流
量の増加を期待できない状態になることもあります。心臓や脳
からの利尿ホルモンも、腎の血流が維持されていなければ十分
な効果を期待できません。臓器の慢性的虚血状態や、腎臓での
水やナトリウムの再吸収が過剰になって静脈系の溢水をきたし
て"浮腫"や"胸水"をもたらすこともあります。筋肉の活動性
の低下は"ADLの低下"を招き、さらには"筋萎縮"をもたらす
ようにもなります。

　そのような経緯から、心不全の治療は筋肉への血流を抑える
安静を第一として、利尿を図って循環血液量を減らして心臓の
負担を軽くするとともに、血管の緊張をとることによって血管
の内腔を広げて各臓器への血流量を確保するといった方向に向
かっています。かつては心不全に対しては強心剤などによって
心臓の拍出量の増大を図る治療が主流でしたが、最近は**血流を
いかに改善するかを第一**として、交感神経の過剰な働きを抑え
たり、適切な利尿を図ったり、筋肉の萎縮を防ぐリハビリなど
にも目を向けられるようになってきました。

　ちなみに、このように臨床的には心不全は血流低下を表現し
ており重大な局面といえますが、意外にもその程度について
は、身体活動能分類（NYHA分類）といった比較的あいまいな内
容を用いて表現されています。これは、心拍出量等の心機能は
ほぼ正しく計測できますが、心機能異常に伴う血流の低下につ
いては、動脈、毛細血管、静脈などの血管系や、腎臓、肺、筋
肉などの多くの臓器の代償機能とあいまって複雑な様相を呈す
るためといえます。

76

③糖尿病
——血管の動脈硬化性変化に基づいた全身性の病気

　糖尿病は、循環器官の内腔を流れる血液の異常によるもので、**長い時間をかけて血管壁に炎症性変化**をもたらします。糖尿病は血液中の糖（ブドウ糖）の濃度が恒常的に高まる病気で、この高血糖によって脆弱な血管壁の内皮細胞が傷害されるといったことが病気の本質です。

　高血糖は一義的には血中のインスリンの作用低下によるものですが、膵臓のβ細胞の数の減少あるいは活性の低下によって、膵臓の毛細血管壁からの血液中へのインスリンの分泌が不十分となることによるものです。膵臓の血管壁のβ細胞の欠損と考えることもできます。

　循環器官には器官レベルの入口・出口がないこともあって、異常な高血糖であってもそれを表現することができません。病的範囲の血糖上昇が続いても"無症状"で経過することになります。血糖の血管壁に対する傷害性はきわめてわずかではありますが、長い時間経過のうえでは血管の傷害による炎症が積み重なって重篤な動脈硬化の状態を招くことになります。

　このような血管壁の傷害は血管の部位を選ばないため、通過臓器のすべての血管壁に同じような動脈硬化性の異常が生じます。そして、外界との入口・出口のある他器官の血管の異常が進行してその器官の機能障害を伴うようになると、そこでの臓器の症状が表現されます。例としては、糖尿病網膜症では視力障害を、脳梗塞では運動麻痺を、心筋梗塞では疼痛を、糖尿病性腎症では腎障害による症状を伴います。つまり、糖尿病は**血管の動脈硬化性変化に基づいた全身性の病気**ということができます。

Ⅱ 各論：器官レベルから病態をとらえる

　このように血管壁の慢性的な傷害は動脈硬化を招いて**血流を障害**するため、循環器官としての役割に支障をきたします。とくに細動脈硬化症は高血圧症のさらなる増悪を招いて血流を低下させ、所属臓器の機能を低下させることになります。

　糖尿病では、管内腔を流れる血液の血糖濃度が上昇することは明らかですが、血糖の上昇機序は複雑です(図Ⅱ-3)。血液中の糖あるいは血糖の素材となる脂質は、すべて**小腸**から吸収されます。血液に吸収された糖は、主として**肝臓、脳、筋肉、脂肪、腎臓、赤血球**等に取り込まれますが、血糖の細胞への取り込みにインスリンを必要とする臓器は、肝臓、脂肪、筋肉、腎臓といった臓器です。

　インスリンを必要としない臓器は、常時決まった割合で糖を代謝しているのが特徴です。糖の取り込みにインスリンを必要

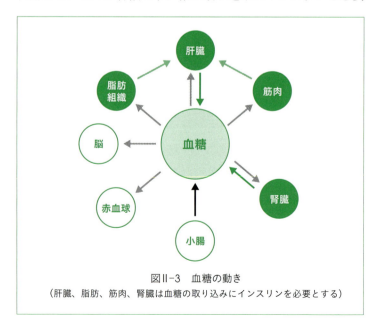

図Ⅱ-3　血糖の動き
（肝臓、脂肪、筋肉、腎臓は血糖の取り込みにインスリンを必要とする）

としている臓器は、血液の糖の変動に対応する臓器や、エネルギーの必要性が時によって大きく異なる臓器ということになります。

　もし、インスリンが欠乏あるいは作用が低下すると、肝臓や腎臓、脂肪、筋肉といったインスリンを必要とする臓器での糖の取り込みが低下するため、血糖は上昇します。さらに、これらの臓器に糖が入らないと、これらの臓器は血液中に糖が不足していると認識して、肝臓と腎臓は貯蔵している糖を血液中に放出して血糖を押し上げます。脂肪や筋肉も脂肪酸やピルビン酸等の形で糖の素材を血液中に放出しますので、これらは肝臓に取り込まれて糖に合成されたあと血液中に放出されるため、高血糖を招きます。

　血糖値の上下を知覚するすべはなく、糖尿病において糖のコントロールをする方法は口から摂る血糖の源となる摂取エネルギー量を間接的にコントロールしなければなりません。ここに糖尿病のコントロールの困難さがあります。

COLUMN

心臓の拍出量と心不全

　心臓は肺循環の右心系と体循環の左心系が同期して動いています。正常では1回拍出量が右心と左心で同じです。心不全には右心不全と左心不全がありますが、左右心のわずかの違いによって全身浮腫となったり、肺浮腫から胸水貯留となったりします。左心不全の場合、わずかの運動で呼吸が苦しくなるといった症状がみられますが、この場合に起きていることは、骨格筋などの運動により心臓に戻る血液が増えるため肺うっ血を起こして呼吸野が狭まり呼吸が苦しくなると考えられます。

Ⅱ 各論：器官レベルから病態をとらえる

COLUMN

心臓の左右の血液量

　哺乳類の心臓は2心房2心室であるのはうたがいもないことです。その構造は、右側が容量ポンプの構造をとり、左側が容圧ポンプの形をとることもよく知られています。

　しかし、1心拍で拍出される血液量は左右とも同じ量であるというのは不思議なことです。胎児のころはこのバランスをとるために中隔欠損を利用していたと考えられますが、生まれおちたあとはこの穴もふさがって左右の心臓は独立するわけですが、心臓の拍出量は左右同じに保たれます。これが狂えば病いが発生するのは自明ですが、狂わないのが何とも不思議です。

3 呼吸器官

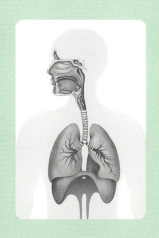

役割
酸素の取り込みと炭酸ガスの排出
臓器
鼻・口―咽頭―喉頭―気管―気管支― 肺胞 ―胸腔―胸壁・横隔膜

　呼吸器官は血液に酸素を供給するのが主目的で、同時に血液中の炭酸ガスの排除も行っています (p.8,23 図I-7 器官相互の関係参照)。呼吸器官の入口・出口は顔面として体表面に開口しており、不断に空気の出入りを行わなければ生命維持が困難となります。

　呼吸器官は従来から器官レベル的な見方が取り入れられていますが、機能不全が直ちに生命予後を左右するためとも考えられます。まず、呼吸器官を、役割、通過臓器、内腔の内容、入口・出口、調節機構、防御機構、管腔壁に生じる異常といった視点からみてみます。

Ⅱ 各論：器官レベルから病態をとらえる

1) 呼吸器官の機能と構造

①役割　　　　　　　　　　　　　　　　※p.26　表1-1参照

　呼吸器官の役割は、体内での代謝に必要な酸素を血液中に供給することにあります。酸素は、肺胞中の空気から毛細血管を流れる赤血球のヘモグロビンに結合しますが、その際にヘモグロビンに結合していた炭酸ガスを肺胞内に遊離して空気とともに体外に排除します。**ガス交換**とはこの一連の動きのことをいいます。このように、呼吸器官の本来の役割を担っているのは**肺胞**ということになります。

　肺胞以外の臓器の役割についてもみておきますと、**鼻腔**は**鼻孔**に続く臓器で、大きなところでは3つの役割を果たしています。ひとつは嗅覚を備えていて空気の選択や食物の選択を行うこと、そして流入した空気に湿度と温度を供給するとともに、排出する空気から温度を回収すること、さらにひとつはくしゃみ反射によって空気中に含まれる異物の流入を阻止することです。

　続く**咽頭**は、消化器官と交差することによって食物中の匂いや香りを伝えます。

　咽頭に続く**喉頭**は咽頭の中に飛び出して見えます。喉頭は"呼吸器官の第二の入口"とも考えられ、食物の気管への流入を防ぐ**喉頭蓋**が備わっているほか、意思によって気道を閉じることのできる**声帯**もあります。もちろん声帯は声を出すための役割が主ですが、からだに適さない空気の流入を防ぎ、気管に流入した異物を排除するために"咳"を発生させる部分でもあります。第二の入口としての喉頭は、口腔とともに言語活動を行って統合器官の重要な出力部となっており、高度の学習機能

3 呼吸器官

を有しています。

　喉頭から先は**気管**となっていて、その先端の肺胞にいたるまでに多数回の分岐を繰り返します。

　呼吸器官の主たる役割を担う肺胞でガス交換を終えた空気は、流入路と同じ経路をたどって流出しますが、この空気の流れは声帯での発声に利用されます。

　なお、呼吸器官における空気の流れを形成する駆動力は、胸壁の**内肋間筋**や**外肋間筋**、**横隔膜**の動きによります。**呼吸筋**と呼ばれるこれらの筋肉は、通常は呼吸中枢のコントロールのもとに無意識的に自動運動を行いますが、意識下にもコントロールが可能です。

②通過臓器　　　　　　　　　　※p.27　表1-2参照

　呼吸器官は明らかに管腔構造を呈しており、構造の実体である器官の壁は、内側の粘膜とその外側の粘膜下層および平滑筋層からなっています。また機能を担う内腔には空気が流れています。

　呼吸器官を構成する臓器としては、**上気道**と呼ばれる**鼻腔**や**咽頭**、**喉頭**、**気管**と、**下気道**と呼ばれる**気管支**や**肺**のほかに、**胸郭**や**横隔膜**があります。これらの臓器の境界は肉眼的には連続しているように見えますが、粘膜面を構成する細胞は重層扁平上皮や多列線毛円柱上皮などの相違がみられます。

　からだの外部から流れ込む**空気**には種々の異物が混入しているため、**粘膜**は比較的強靭なつくりとなっています。とくに開口部に近い鼻腔や咽頭、喉頭、気管、気管支、細気管支などの空気の流路の粘膜は重層扁平上皮や多列線毛円柱上皮からなっていて、それ自体が**防御起点**を形成しています。呼吸器官の管

83

Ⅱ 各論：器官レベルから病態をとらえる

腔構造では、どの部分も管内腔の空気の通過を維持するための構造が備わっており、粘膜内あるいは粘膜下には分泌腺が豊富にみられます。

　気管の壁の粘膜下には平滑筋層がありますが、消化管のように管腔内容物を輸送するためのものではありません。胸壁と横隔膜によってつくられる胸腔内圧に対して、非球形の肺内の各部分の空気の流れが均一になるように働いています。

　管腔構造の先端は**肺胞**に終わり、肺胞の壁は一層の肺胞上皮からなっていて、**毛細血管内皮と密に接して血液とのガス交換**を行っています。肺胞まで流入した空気はガス交換後に再び同じ経路を通って流出していきます。

　肺は、空気が流入する気管や気管支および肺胞に沿って、機能血管である肺動脈と肺静脈が並走しています。また、あまり注目はされませんが、栄養血管である気管支動脈も走っています。肺はきわめて血流豊富な臓器といえます。

　肺動脈と肺静脈は心臓を中心に**肺循環系**をつくっていて、その循環動態は肺胞付近のガス交換の機能ばかりでなく、肺の機能全体に大きな影響をもたらします。たとえば、閉鎖空間である胸腔内で、肺うっ血などで肺循環系の容積が増加すると、細気管支や肺胞の容積が減少して呼吸機能が低下し、逆に肺気腫などで気道の容量が増加するようなときには、肺の血流が低下して、やはり呼吸機能の低下をみます。肺においては、**気道の状態と血流の状態は密接に影響**を及ぼしあっています。

③内腔の内容　　　　　　　　　　　※p.30　表1-3参照

　呼吸器官の内腔を流れるのは**空気**です。流入する空気（吸気）と流出する空気（呼気）の組成は酸素と炭酸ガスについては1

～2％の相違はありますが、**ほぼ均一**と考えてさしつかえありません。

ガス組成の相違のほかに、吸気と呼気の大きな違いは**温度**と**湿度**ということになります。空気に含まれる粉塵や異物は、大きなものほど入口に近い場所で捕捉されて、"くしゃみ"や"鼻汁"、"咳"や"喀痰"となって排除されます。ちなみに、咳は気管や気管支壁の炎症による易刺激性のほかに、気道内の空気の乱流によっても発生します。

呼吸は常に休むことなく続けなければならず、ほんの数分の呼吸停止でも死につながりますが、これは酸素がからだの中に貯めておくことのできない物質であるため、必要なときに必要な量を取り込まざるをえないためと考えられます。事実、酸素や活性酸素は細胞にとっては猛毒です。

④入口・出口　　　　　　　　　　　　※p.31　図I-10参照

呼吸器官には、器官レベルでの入口・出口の別はありません。入口・出口としては**口**も使われますが、基本的には**鼻**です。管内腔を流れる空気の組成がほぼ同じであるため、入口と出口が同じであっても問題はありません。

呼吸器官の入口・出口は消化器官とは異なって**常に開放**されており、一時も休まない構造となっています。したがって微細な異物の侵入にも絶えずさらされているため強力な**免疫機構**が備わっています。

呼吸器官の入口・出口にも**感覚器**が備わっています。鼻腔の入口の鼻孔には皮膚としての知覚がありますが、鼻腔のなかには嗅覚のほかに一般的な痛覚などの感覚も備わっています。嗅覚は身近な個体周囲の情報を得るための感覚器でもあり、ヒト

Ⅱ 各論：器官レベルから病態をとらえる

では食物を識別するためにも使われています。このことは、食物に適さないものを避け、危険を回避することにもつながります。もちろん、嗅覚も感覚器として**学習**を行うことができます。食物についての学習のほかに、香りや匂いなどの選択も学習します。

⑤調節機構 ※p.33 表Ⅰ-4参照

呼吸器官の調節機構については、生命に直接影響するものとして、膨大な研究成果があります。調節は、呼吸中枢による自発呼吸機能や、神経反射および意思による随意運動などによってなされています。

呼吸は本来、生命維持のために必須の機能ですから、自動的に維持されている**自発呼吸運動の調節**が柱となります。呼吸中枢は、統合器官のなかの中枢神経系にある延髄から脳幹に広がっていますが、呼吸の基本的なリズムの発生場所は延髄にあります。

延髄では延髄を流れる血液中の炭酸ガス分圧によって、また大動脈壁や頚動脈壁からの酸素分圧情報を得て、呼吸数を変え、血液中の酸素や炭酸ガスを一定に保ちます。血液中の炭酸ガス分圧が上昇あるいは酸素分圧が低下すると呼吸数が増加し、両者は相乗効果がありますが、炭酸ガスに対する反応のほうがより鋭敏とされています。

自律神経による調節としては、酸素を必要とする交感神経緊張状態では**交感神経**が気管支平滑筋を**弛緩**させて気道を広げ、夜間睡眠時などの酸素の必要量が低下して交感神経機能が低下しているときは**副交感神経**が平滑筋を**収縮**させて気道を狭めます。副交感神経には**分泌腺への刺激作用**もあって、喘息などの

86

3　呼吸器官

疾患時には気道抵抗を上昇させる一因ともなります。異物の流入時に気道を狭めて進入を阻止しようとするものに、気管や気管支粘膜の肥満細胞から分泌される**ヒスタミン**がありますが、過剰な放出では呼吸困難の成因となることもあります。

　呼吸器官における**随意運動**は、大脳皮質の運動野から呼吸筋や咽頭筋群、声帯を含む喉頭筋群への運動神経によっており、過剰呼吸や呼吸の一時的な停止などのほかに、発声や歌を歌うことや会話なども行います。

⑥防御機構　　　　　　　　　　　※p.34　図I-11参照

　呼吸器官の防御起点のひとつに**呼吸反射**があります。外部からの異物の混入時や、異物の流入阻止、あるいは流入した異物の排除のための種々の反射をみます。

　気道は、**鼻腔**におけるくしゃみ反射や喉頭閉鎖、呼吸停止、**咽頭**における喉頭閉鎖、呼吸抑制、嚥下反射、嘔吐反射、**喉頭**における咳嗽反射、喉頭閉鎖、呼吸抑制、気管支痙攣、**気管および気管支**における咳嗽反射、呼吸停止、喉頭閉鎖、腺分泌亢進などといった呼吸反射によって幾重にも守られています。これらに関わる神経は嗅神経、三叉神経、舌咽神経、迷走神経などの脳神経が関わっています。

　管腔壁の**粘膜面**での防御起点は、**腺分泌**と**免疫の機序**によっています。分泌された粘液および漿液は、気管や肺胞の上皮細胞と異常な空気を隔絶して、表面に付着した細菌などの異物を、粘液や漿液とともに繊毛の動きに乗せて排出します。この分泌液にはマクロファージや免疫グロブリン (IgA) が含まれていて、細菌などの活動性を阻止します。万一、バリアーとしての粘膜上皮細胞を越えて細菌などが進入した場合には、免疫系

87

Ⅱ 各論：器官レベルから病態をとらえる

の細胞が動員されて進入をくい止めます。肺も消化器官に次いで、**リンパ組織**の発達したところとして知られています。

⑦管腔壁に生じる異常　　　　　　　　※p.38　図Ⅰ-14参照

　呼吸器官の**病気**も、他の器官と同様に、実体である**管腔壁に発生**しますが、**病態は内腔の状態すなわち空気の流れ**によっています。呼吸器官の内腔が閉塞して内腔の流れが停止すると器官の機能は停止して死につながりますが、空気の流れを形成する駆動装置である呼吸筋の活動が停止すると、もちろん死に至ることになります。上気道の持続的閉塞は致命的であることはいうまでもありません。下気道の単独気管支の閉塞は、"無症状"から"呼吸困難"までさまざまな病態を示します。

　管腔壁に発生する異常は、①**運動の異常**、②**腫脹**、③**欠損**、④**増殖**の4種類に分けられます。**運動の異常**としては、喉頭痙攣や気管支喘息などの痙攣性疾患があり、いずれも発症と時を同じくして症状がでます。**腫脹**については、急性あるいは慢性的な炎症には気管支炎や肺炎があり、"発熱"や"咳嗽"などの特徴的な症状をみます。**欠損**による呼吸器官の潰瘍性の病気はあまりありませんが、"出血"を伴う病態では欠損によることが考えられます。**増殖**による病気では、咽頭癌や喉頭癌、肺癌など種々の部位での悪性腫瘍がみられます。

2) 呼吸器官にみる病態

　呼吸器官のいくつかの疾患について、器官レベルでの病態を構成してみます。

3 呼吸器官

①気管支喘息
——吸入した空気中の異物に対する過剰な防御反応

気管支喘息は管腔壁の**運動の異常**ととらえることができます。管腔の実体である壁の平滑筋の異常緊張亢進によって、管腔の機能を担っている内腔の持続的狭小化を招いた状態です。多くは、空気中に含まれる原因物質の吸入によって粘膜面で起きる**アレルギー反応**が成因です。

器官の**入口・出口**である鼻孔から流入する異物はさまざまで、サイズの大きな物ほど鼻孔に近いところで管腔壁に付着して、壁の分泌液とともに外部に排泄されますが、気管支喘息の際に気管や気管支に到達するような微細な異物はアレルギー反応に関わるマクロファージなどの免疫細胞に取り込まれやすい大きさであることも、発作の要因です。器官の入口・出口では"咳嗽"や"喀痰"、"喘鳴"などの症状で器官の状態を表現します。

通過臓器としての気管および気管支は、空気を肺胞に送る流路ですから、できるだけ広く滑らかになっているべきですが、喘息の状態はこれを障害して、呼吸器官の主役を演ずる肺胞への空気の流入や流出をさまたげます。喘息発作は、本来は肺胞などへの異物の流入を阻止する気管および気管支の役割が過剰に反応をしている状態ともいえます。

内腔の内容物は空気ですが、空気中の微細な異物をあらかじめ想定して処理方法を備えたということは、生物の進化の面からも興味深いことといえます。このような処理方法と気管支喘息といった異常をみるときに、空気は見た目以上に異物を含んだ存在ともいえます。

調節と防御の機構の視点から気管支喘息をみると、まさしく**防御起点の調節の乱れ**ということができます。気管および気管

Ⅱ 各論：器官レベルから病態をとらえる

支の平滑筋は交感神経の刺激によって拡張を、また副交感神経の刺激によって収縮がもたらされます。交感神経が気管を拡張させるのは、からだが活動性を高めるときにはより多量の酸素が必要であり、炭酸ガスの排泄が必要であるからです。

　一方、副交感神経の働きについてはなお未知の部分があって、単純ではありません。副交感神経は交感神経と拮抗する存在ではなく、生命維持のための調節を独自にしていると考えられますが、気管の収縮作用がどのように生命維持に関わっているのかという点については、異物の流入阻止といった働き以外ははっきりとした説明はありません。あるいは、呼吸運動による気管や気管支および肺胞などの局所の過伸展を防いで、肺の構造や内圧を均一に維持しているのかも知れません。気管支喘息発作が肺全体で起きるのは、肺の一部で起きた気管の収縮に合わせて、副交感神経が他の部分についても緊張を高めるためということかもしれません。

　気管支喘息発作の治療薬として交感神経刺激剤の使用は一般的ですが、副交感神経遮断剤も有効で、とくに気管支喘息などから進展した慢性閉塞性呼吸障害（COPD）などでは副交感神経遮断剤が第一選択薬となっています。

②肺炎
——背景に気道の乾燥傾向による防御体制の減弱をみる

　肺炎は、鼻腔や咽頭、喉頭、気管などの上気道感染の際に、管腔壁の粘膜面に定着して増殖した肺炎球菌やインフルエンザ菌などの細菌が気管支を経て肺胞に吸入されて壁の粘膜面で起きる炎症、あるいはマイコプラズマやレジオネラのように病原体が直接に肺胞を含めた下気道壁に侵入して起きる炎症をいい

ます。

　炎症性疾患は病原微生物などの侵入などによって細胞や組織が傷害されたときに現れる生体防御反応で、一般的には"発熱"や"疼痛"、"腫脹"を伴いますが、肺炎の際にも"発熱"を伴い、肺や気管支の腫脹によって"咳嗽"がでます。咳嗽は異物を排除するための防御反射ですが、肺炎の際の咳嗽の多くは"過剰な咳嗽反射"と考えられます。肺炎が広範に肺内に広がったときには、呼吸器官の内腔を狭めたと同じく"呼吸不全"を発症します。呼吸不全となってはじめて呼吸器官としての機能異常をみることになります。

　肺炎の際の病原体は、ほとんどの場合、外部からの入口である鼻孔や口から流入します。このことは、感染を予防する際に、マスクの着用や口腔など**器官の入口付近の清潔**に留意しなければならないことにつながります。

　肺胞に至る通過臓器の鼻腔や咽頭、喉頭、気管などの**上気道粘膜の状態**は肺炎の発症と深く関係していて、粘膜が乾燥傾向の際には粘液の分泌減少に伴って、粘膜面に付着した細菌の排除が不十分になるものと考えられます。すなわち、粘液性あるいは漿液性の分泌液の低下は粘膜細胞の繊毛の動きにくさを招いて洗浄排泄効果の減弱をもたらし、分泌型免疫グロブリン(IgA) の減少などを招いて細菌の固着や増殖をもたらすものと考えられます。低温の乾燥した空気を呼吸する冬季には、流入した空気が鼻腔内で暖められて湿度が急速に低下するため、上気道はさらに乾燥傾向となります。

　呼吸器官は血液に酸素を供給することが役割ですが、その本質的部分である肺胞が肺炎によって機能を失うことは、生命に直接関わるとも考えられます。しかし、肺は予備能の大きな臓器でもあるため、肺炎の生命予後はほとんど無視できるものか

Ⅱ 各論：器官レベルから病態をとらえる

ら重篤な病態まで多彩です。

　肺炎の成立には、背景に**気道の乾燥傾向による免疫能を含め
た防御体制の減弱**があるため、治癒に際しては"発熱"によって
代謝を高めて免疫能の回復をはかり、"咳嗽"や"喀痰"によっ
て異物を排除して改善を図ろうとします。治療には細菌を考慮
した適切な抗生剤の投与が選択されますが、免疫を含めた自然
治癒力の回復を助ける看護も大変に重要です。

③肺癌
──胸水貯留への対応は健側も含めた肺循環を念頭におく

　呼吸器官の壁に生ずる**腫瘍性病変**のうち癌はあらゆる部位に
できますが、なかでも咽頭癌、喉頭癌、肺癌といった癌が高頻
度にみられます。そのうちでも肺癌は全癌のなかでも1、2位の
高い死亡率となっています。

　癌細胞の種類には腺癌と扁平上皮癌があって、癌の進展様式
や転移に多少相違をみます。いずれも最終的には癌の存在する
管腔を閉塞して、そこから末梢の呼吸機能を廃絶しますが、大
きな気管支の閉塞ほど"呼吸困難"を伴って生命予後を左右し
ます。

　症状としての"咳嗽"や"喀痰"、"血痰"、"呼吸困難"は、器
官の出口である鼻孔や口に表われます。

　癌による気道の閉塞はそれより末梢の肺胞の役割を廃絶しま
すが、同時に並走する肺の血管も巻き込んで肺の**血液の流れを
障害**することもあります。心臓に向かう肺静脈が先に閉塞傾向
あるいは閉塞すると、肺にうっ血を招いて肺の表面から血液成
分の漏出をもたらし、胸水貯留の一因となります。胸水の貯留
は、肺の健常部分を圧迫して呼吸機能を低下させます。

3 呼吸器官

　肺癌の際の胸水について "呼吸困難" を伴ってきたときには、胸水穿刺を行って胸水の排液を試みますが、胸部Ｘ線写真や胸部ＣＴ写真の縦隔所見を参考にして、縦隔が健側肺の側に変位しているときには呼吸困難の改善が期待される一方、病変肺の側に変位しているときには健側肺の肺気腫を助長して "呼吸困難" がさらに増悪することがあります。また、健常肺が十分に残っていても "呼吸困難" の持続をみるときには、胸水の貯留している側の血流が増加して、健側肺の血流が減少している可能性があります。そのようなときに胸水穿刺を行うと、呼吸状態はさらに悪化します。肺癌の際の胸水貯留については、常に肺循環を念頭において対応を考える必要があります。

　呼吸器官の運動を担っている胸壁にも肺癌が広がります。胸壁への浸潤は痛覚を有する壁側胸膜を刺激して、あるいは肋間筋の筋膜や肋間神経を刺激して、または肋骨骨折などを生じて "疼痛" の成因となります。

　上縦隔への浸潤は、声帯を支配する反回神経を巻き込んで "麻痺" をもたらし、片側声帯麻痺を合併して "嗄声" をもたらします。同様に縦隔への浸潤は片側横隔膜麻痺や迷走神経の機能低下をもたらして、呼吸機能の低下や消化器官の機能低下をもたらします。このようなときには、消化器官の機能低下をもたらす胃液分泌抑制剤や抗うつ剤、迷走神経を抑制する抗不安剤などの服用については注意が必要です。一方、消化器官の機能維持のためには交感神経の緊張緩和をはかるなど、看護の力が大切になります。

　肺癌の際の気道を流れる空気の内容にはとくに変化はありませんが、気管や気管支の狭窄や変形によって空気の流れに乱流が発生すると "咳嗽" をみます。逆に完全閉塞によって空気の流れが消滅するような病態では "咳嗽が消失" することもありま

Ⅱ 各論：器官レベルから病態をとらえる

す。

防御と調節の機構については基本的には変わりませんが、肺癌による1回換気量の低下や、栄養の低下による"気道の乾燥傾向"は、喀痰の排泄を困難にします。細菌などの異物の進入に際しては、癌の周辺では肺や気管支内の空気の動きが悪くなるため、肺炎などの合併を伴いやすく、**上気道感染の予防や口腔内の清潔**に留意する必要があります。とくに癌が進展して、あるいは化学療法や放射線治療によって免疫能が低下した状態では配慮が大切です。

肺癌局所の刺激によって、迷走神経を介すると思われる肺全体の気管の痙攣をもたらして、喘息様の"呼吸困難"を生じますが、肺癌の存在そのものによる呼吸容量の低下がもたらす呼吸困難や、胸水貯留による呼吸困難とは区別して対応しなければなりません。

なお、どの器官や臓器の癌でも同じですが、もともとの癌細胞に対する免疫は成立しないとしても、分裂増殖によってでてくる変異癌細胞に対しては免疫による抑制が成立している可能性が考えられるため、効果の期待できない抗癌剤などの治療によっていたずらに生体の免疫能を低下させないことも肝要です。

④肺血栓塞栓症
——血液ガスの酸素分画も炭酸ガス分画もともに低値を示す

循環器官の異常に起因する呼吸器官の機能障害は心不全をはじめとしていくつかありますが、なかでも肺血栓塞栓症は特異な病態を示します。

本質的に呼吸器官の内腔には異常はありませんが、肺動脈に主に下肢深部静脈で生じた血栓が詰まってその部分の血流が低

3 呼吸器官

下するため、循環器との機能的接点である肺胞において機能不全をみます。

　肺胞から毛細血管への酸素の供給が低下するため、血液中の酸素飽和度が低下します。血液中の酸素欠乏状態では、反射的に呼吸数が増加して、健在な肺胞からの酸素の供給を試みますが、炭酸ガスについては酸素よりも数十倍も拡散しやすいことや、気道の閉塞がないこともあって過剰に排泄され気味となります。発症時に、血液ガス分析にて酸素分画も炭酸ガス分画も低値を示すのが特徴的です。

　ちなみに、気道の狭窄や閉塞による呼吸不全の際の血液ガス分析では酸素分画の低下と炭酸ガス分画の上昇をみますし、単なる過喚気では酸素分画の上昇と炭酸ガス分画の低下をみます。

　治療は血管内の血栓や塞栓を溶解除去することに尽きますが、それにもまして大事なことは下腿深部静脈での血栓形成を予防するための弾性ストッキング装着や早期離床を促すことで、これらは看護の一環です。

⑤胸水
——肺循環不全は両側性に、炎症性や腫瘍性の場合は片側性にみられる

　胸水は、胸腔内に液体が溜まる状態の総称です。多くは肺の循環不全の際にみられ、血管壁からの血液成分の溢水（いっすい）による濾出（ろしゅつ）液ですが、呼吸器官の疾患では肺炎などの炎症に伴う滲出（しんしゅつ）液や肺癌に伴う滲出液や濾出液です。肺循環不全の場合には両側性に、炎症性や腫瘍性の場合には片側性に胸水がみられます。

　肺癌などの肺の悪性腫瘍では、腫瘍形成によって気道の閉塞を生ずるとともに、並走する肺の血管を巻き込んで血液の流れ

II 各論：器官レベルから病態をとらえる

を障害することがあります。このようなときに、肺の局所にうっ血を招いて、肺の表面から血液成分の漏出をもたらして胸水貯留の一因となります。癌が肺の表面に浸潤して癌性胸膜炎を合併した際にも胸水の貯留をみますが、このような胸水のなかには癌細胞が検出されます。一方、肺癌の増殖は肺の末梢気道部分を消失させて肺そのものを収縮させるため、胸腔内が陰圧となって胸水の貯留を生ずる場合もあります。

　いずれにしても、心不全の際にみられる両側性の胸水貯留とは異なって、癌の際の胸水は肺癌の存在する側に片側性にみられます。これらの胸水の貯留は肺の健常部分を圧迫して呼吸機能を低下させることになります。

COLUMN

肺の奇異現象

　肺は閉鎖空間の中に置かれているため、気道面積が増えるようなときには肺血流は減少し、気道面積が減るようなときには血流は増えることになります。この関係がある限界を超えると病気になります。肺癌で片側気管支が閉塞して胸水が溜まっているときに、胸水をむやみに抜くと、肺癌の側の血流が増えて健側の肺の血流が減って、かえって血液の酸素化が悪くなることもあります。

4 泌尿器官

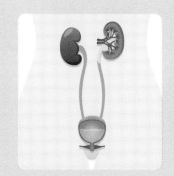

役割
老廃物の排泄

臓器
腎臓―腎盂―尿管―膀胱―尿道―外尿道口

　泌尿器官は血液中の老廃物を尿として排泄するという大きな役割をもつ器官ですが、同時に体内の環境を一定に保つ重要な働きをしています。体内の水分量や電解質の調節、血液をつくるホルモンや血圧を調節するホルモンの産生などさまざまな働きを担っており、文字通り他器官との相互関連がみとめられます（p.8,23 図I-7　器官相互の関係　参照）。泌尿器官について、まずは役割、通過臓器、内腔の内容、入口・出口、調節機構、防御機構、管腔壁に生じる異常の各視点からみていきます。

1) 泌尿器官の機能と構造

①役割　　　　　　　　　　　　※p.26　表I-1参照

　泌尿器官の主要な役割は**血液中の老廃物の排泄**にあります。

II 各論：器官レベルから病態をとらえる

　また、同時に生体の働きにとって大切な物質の**代謝**にも関わっています。

　老廃物には、食物摂取によって体内に取り込まれた水や塩分などの余剰部分、有機酸や有機塩基などの不要な物質、蛋白質の代謝に伴う尿素や尿酸、クレアチニンなどの代謝産物、腎排泄性の薬剤などがあります。有害物質や化学物質については排泄能が高ければ良いものと考えられますが、塩分や水分などの余剰物質の排泄においては、体内での必要量を維持した形での排泄能が求められます。つまり、泌尿器官は血中の物質の排泄を通して、**血液成分の維持と調節**にも関わっているのです。

　老廃物の直接の排泄は**腎臓**で行われています。まず、腎臓の皮質にある**糸球体**で老廃物を含んだ血液成分が**濾過**されて**原尿**となります。原尿に含まれる有用な成分は腎皮質と腎髄質のなかを複雑に走る**尿細管**で**再吸収**されたのち、残渣は生成された**尿**とともに体外に排泄されます。老廃物の一部には、尿細管から直接に排泄されるものもあります。

　尿細管での有用物質の**再吸収**は尿生成のもうひとつの重要な部分となっていて、ブドウ糖、各種アミノ酸、コハク酸やクエン酸、乳酸などの中間代謝産物、ビタミンＣなどに代表されるビタミンや、蛋白質やポリペプチドなどが極めて効率よく再吸収されています。しかし、これらの有用物質の血中濃度が異常に高まったり、糸球体の濾過機能の異常によって高分子透過性が亢進して原尿中の物質の濃度が尿細管での再吸収能を超えたときには、再吸収しきれない物質が尿中に排泄されます。糖尿病やネフローゼ症候群の際にみられる糖尿や蛋白尿はこのようにして生成されます。

　腎臓での物質の排泄や再吸収によって、**血液浸透圧の調節**、**血液のpHの調節**、**血液電解質の調節**、**循環血液量の調節**など

4 泌尿器官

も行われます。

腎はまた、糖や脂質、蛋白質、ポリペプチドなどの**代謝**も行っていて、腎臓における糖新生については肝障害や糖尿病の際には無視できないこともあります。

さらに腎は、ビタミンD、レニン、カリクレイン、プロスタグランディン、エリスロポイエチンなどの**ビタミンやホルモン、ホルモン様物質の産生**も行っていて、血液を介して全身の細胞や臓器の調節もしています。腎不全の際には、これらの物質の欠乏や過剰生産によって、骨粗しょう症や貧血、高血圧症などの異常が起きますが、腎不全の際のこれらの物質の欠乏については種々の薬物によって代償されます。体内での代謝に伴う老廃物の処理についての薬物はなく、**人工透析**などによって代償されます。

血液中の老廃物の尿中への排泄には、腎臓の血流量が大切ですが、腎はそれ自身で局所の血流を調節するとともに、**全身の血圧の調節**を介して**腎血流を維持**しています。

腎臓から続く**尿管、膀胱、尿道**は尿の輸送路です。仮にこれらの部分が病気などで欠損したとしても、尿路変更術などによって腎臓から尿の流れが確保されるときには、泌尿器官の本来の役割である老廃物の排泄は保持されます。

②通過臓器 ※p.27　表I-2参照

泌尿器官を**尿の流れ**に沿ってみると、腎臓、尿管、膀胱、尿道などによって構成されています。

腎臓は、血液中の老廃物の排泄が本来の役割であることから、機能的に**循環器官との接点**を形成しています。通常、循環器官と他器官の機能的なやり取りは毛細血管によってなされま

II 各論:器官レベルから病態をとらえる

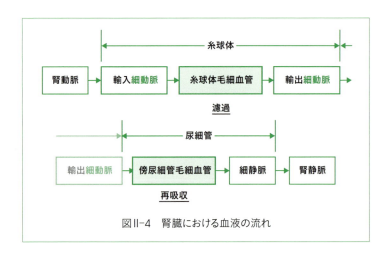

図II-4 腎臓における血液の流れ

すが、泌尿器官では腎臓でみられるように、細動脈の段階で**糸球体**を形成して、血液成分を**濾過**して原尿をつくるといった重要な機能を果たしています(図II-4)。

毛細血管はふつう細動脈に始まり細静脈へと流れますが、糸球体に入る血管は**輸入細動脈**、同じく糸球体から出る血管は**輸出細動脈**と呼ばれるように、**糸球体の毛細血管**はいずれも**動脈に由来**していることが特徴です。輸入および輸出といった動脈起源の血管は、血管壁の平滑筋の働きによって血管内腔の収縮や拡張を行えるため、自律神経や血液中の活性物質を介しての糸球体の血流調節が行われます。血液は、血管内皮細胞、基底膜、糸球体上皮細胞の3層からなる糸球体毛細血管壁を通して濾過されます。

循環器官と泌尿器官のもうひとつの接点は腎臓の**尿細管**で、原尿からの有用成分の**再吸収**は、輸出細動脈のあとに続く**尿細管の毛細血管**のレベルで行われます。

腎杯、腎盂、尿管、膀胱、後部尿道の一部など、泌尿器官の**粘膜**の大部分は**移行上皮**からなっています。移行上皮とは多列

4 泌尿器官

円柱上皮と重層扁平上皮の中間のような形態を示すことから名づけられたものです。周囲組織から高浸透圧の尿への水分の浸透を防ぐとともに、高浸透圧の尿による粘膜や粘膜下組織傷害を防ぎ、かつ内腔の拡張による管腔壁の良好な伸展性を保つといった特性を示します。粘膜下には平滑筋がありますが、**尿管**は消化器官とは逆に、縦走筋が内側を、輪状筋が外側を走っています。また、**下部尿管**と**膀胱**は3層の平滑筋からなっています。

膀胱は、胃と同様に、尿を貯留する機能と尿を排泄するといった2つの機能を備えています。胃とは逆に、徐々に膨らんで一気に排泄します。排尿は、膀胱と後部尿道にある**内括約筋**および**外括約筋**が、副交感神経や交感神経などの**自律神経系**と**随意神経**の連携のもとに行われていて、大脳皮質や大脳基底核、脳幹などの関与は**学習**によるコントロールを可能にしています。

尿道は外性器としての役割を共用しているため、男性と女性で大きく異なりますが、基本的な排尿機能には差はありません。男性では後部尿道に**前立腺**が配置されているため、前立腺の病気による排尿障害を伴うこともあります。いずれも外界に開放された出口からの異物の進入に対して、防御起点としての**外尿道口**の**痛覚**は鋭敏に働いています。

③内腔の内容　　　　　　　　　　　※p.30　表1-3参照

泌尿器官の内腔を流れているのは**尿**です。血液成分を起源とする尿は**無菌的**で**比較的均一**な内容を示しますが、食事内容や運動によって組成は少しずつ異なります。

糸球体から濾過される原尿は1分間に100〜150 mlと大量で

Ⅱ 各論：器官レベルから病態をとらえる

あって、極めて濃度の薄い尿ですが、尿細管において原尿の99％の量が再吸収される結果、尿量はわずか1％の量となって体外に排泄されます。

　血液中の老廃物の排泄には、このように大量の糸球体濾過量の維持が必要であって、これには心拍出血液量のおよそ4分の1が腎を流れることになります。日本人の尿は、1日の尿に排泄される塩分量が10〜15g程度、尿量が1日に1,000〜1,500 mlとすると、ほぼ生理食塩水に近い塩分濃度となっています。

④入口・出口　　　　　　　　　　　　　　※p.31　図Ⅰ-10参照

　泌尿器官は、器官レベルでの**入口はなく、出口のみ**が備わっています。総論で述べたように、器官の入口・出口には感覚器が備わっていて、感覚器のあるところは学習が成立しますが、泌尿器官の出口でも感覚とともに排尿をコントロールしていて、**排尿行動**は感覚器を介した**学習**によって成立しています。学習は統合器官の働きによるもので、認知症などの統合器官の機能が低下していく際には、学習の中身が失われて排尿のコントロールが不能となり、失禁などをみることになります。

　泌尿器官は器官レベルでの入口がないため、管腔の途中が狭窄や閉塞したときには、その部分より上位あるいは上部の臓器に尿が貯留して、内腔が拡張する病態を形成します。尿管結石症や膀胱腫瘍による尿管狭窄の際には水腎症や尿管拡張症が、また前立腺肥大症などでは膀胱の著明な尿うっ滞をみることがあります。

102

4 泌尿器官

⑤調節機構　　　　　　　　　※p.33　表1-4参照

　泌尿器官の調節は、腎での尿の生成の部分と、できた尿の輸
送の部分に分けられます。

a.尿の生成における調節

　尿生成の始まりは、糸球体での血液の濾過による原尿の形成
にあります。濾過は**糸球体毛細血管の内圧**と**血流量**に依存して
いますが、糸球体毛細血管は、内圧変化や血流量の変化が生理
的範囲であれば、濾過量がほぼ一定値となる構造になっていま
す。

　糸球体毛細血管の前後の血管は動脈性で、それぞれ輸入細動
脈と輸出細動脈からなっています。**輸入細動脈**には**交感神経受
容体**があるため、緊急の外環境の変化による交感神経の緊張状
態では、輸入細動脈は収縮して腎血流量を減らして、筋肉など
の血流量を増やします。このように**腎血流量**を調節して、循環
器官のなかの限られた血液を有効に利用しています。

　一方、長時間にわたって腎血流量の低下状態が持続するよう
なときには、同じく**輸入細動脈**にあるレニン産生細胞から**レニ
ン**が血液中に放出されて、肺などで強力な血管収縮物質である
アンギオテンシンに変換され、これによって全身の細動脈の持
続的収縮をもたらして**血圧**を上げ、腎臓を含めて**全身の血流の
維持改善**を図っています。血圧が正常に上昇すると、腎血流量
も増加して糸球体濾過量が維持され、老廃物の排泄が正常に営
まれます。

　尿細管における有用物質の**再吸収**は、きわめて効率よく行わ
れていて、原尿中に濾過されたブドウ糖、アミノ酸、蛋白質、
ビタミンなどの生体内で代謝されて分解される有用物質はほぼ

103

Ⅱ 各論：器官レベルから病態をとらえる

無条件に再吸収されます。有用ではあっても、生体内では分解されない塩分のような物質は、必要な量のみ再吸収されます。尿細管での再吸収の調節は、必要量を再吸収する塩分のような物質について行われています。

ナトリウムに注目してみますと、尿細管で1日に1,500g前後もの塩分の再吸収が行われています。その約1%の10～15g程度が尿中に排泄されるだけで、調節はきわめて微妙です。

人類の長い歴史のなかではナトリウムの排泄よりも確保のほうが重要であったためか、血液中のナトリウム濃度の低下を防ぐ機序のほうが発達しています。血液中のナトリウム濃度低下の際には、副腎皮質から**アルドステロン**が血液中に放出されます。アルドステロンは尿細管でのナトリウムの再吸収を促進させて、血液中のナトリウム濃度を回復させます。また、血液中のナトリウム濃度の低下は血圧の低下や循環血液量の低下をもたらしますが、このようなときには、前述のように糸球体輸入細動脈から**レニン**が分泌されてアンギオテンシンとなり、これが尿細管でのナトリウムの再吸収を促進します。**交感神経**などの自律神経も尿細管に直接分布していて、緊張状態ではナトリウムの再吸収を促進します。

ナトリウムは細胞の外環境を維持し、血液の血漿量を維持している重要な要因ですが、尿細管の強力なナトリウム再吸収機序は、食塩摂取が過剰な現代では高血圧症などの成因ともなって、私たちを悩ませています。

ナトリウムの尿への排泄については、食事などからの食塩の過剰摂取によって血液中のナトリウムが増加すると、ナトリウムの再吸収が抑制されて尿中への排泄量が増加します。心不全などの病的状態も含めて、循環血液量が増加するようなときには、種々の臓器からナトリウム利尿ペプチド (ANP、BNP) が放出

104

されて、尿細管でのナトリウムの再吸収を抑制し、血液からの水分の排除を行います。いずれにしても、ナトリウム過剰状態では経口などからの摂取を制限することが肝心です。

b. 尿の輸送における調節

尿細管から集合管を経て腎杯に流下した尿は、尿管の中を尿管平滑筋の蠕動によって**膀胱**へ運ばれます。膀胱は一時的に尿を貯めるところで、適当な容量になるまでは内圧が高まらないといった**能動的な貯留機能**を示します。これらの調節は自律神経によっていて、交感神経の働きは膀胱の弛緩を、副交感神経の働きは膀胱の収縮をもたらします。膀胱の活動状況は、これに続く尿道括約筋と連動しています。

尿道括約筋には、平滑筋からなる膀胱頚部の**内括約筋**と、後部尿道の尿生殖隔膜にある横紋筋からなる**外括約筋**があります。内括約筋は交感神経の緊張によって収縮します。外括約筋は**随意筋**であるため、その働きは意思の力によります。排尿時の外括約筋の弛緩による求心性神経刺激は、中枢神経を介した交感神経などの反射路を経て、内括約筋の弛緩や膀胱の収縮をもたらします。

外括約筋の働きは**学習**によって獲得されるため、学習の座である中枢の機能が低下すると調節は乱れて、尿失禁や排尿障害をみます。

⑥防御機構 ※p.34 図Ⅰ-11参照

泌尿器官は外部からの物質の取り込みを行うような器官レベルでの入口がないため、通常では異物の侵入はありません。しかし、細菌については**尿路**を介して、あるいは**血流**を介して侵

II 各論：器官レベルから病態をとらえる

入することがあり、これに対しては通常の白血球やリンパ球を介した防御起点が働きます。

感染症は**流れの緩やかな膀胱や腎盂**などで成立しやすく、膀胱炎や腎盂炎などの病気をもたらします。腎盂炎は尿細管間質炎をもたらして、容易に菌血症を招くことになります。

⑦管腔壁に生じる異常 　　　　※p.38　図I-14参照

泌尿器官は明らかに管腔構造を呈していて、内腔を液体である尿が流れています。腎臓で生成された尿は尿管を経て一時的に膀胱に貯留されて、尿道から体外に排泄されます。泌尿器官の機能は尿の流れが維持されるところにありますが、**尿の流れが障害されると病気**となります。泌尿器官の管腔壁に生ずる異常についても、①**運動の異常**、②**腫脹**、③**欠損**、④**増殖**（腫瘍）の4種類に大別されます。

❶運動の異常

管腔壁を構成する**平滑筋**の運動異常によるもので、多くは"疼痛"を伴って発症します。運動の異常を生ずる要因は、尿のスムーズな流れが妨げられることです。妨げられた尿を押し流そうとして平滑筋が強く収縮するため、疼痛が発生します。

代表的な病気としては尿管結石症があります。腎臓の腎盂などで、尿の成分である種々の塩分が析出して結晶を形成し、尿管狭小部の通過が困難になるほどに成長して尿管に流出した際に、尿管の狭小部で詰まって発症します。そのほか、出血による凝血塊や腫瘍塊などによる尿の流出障害によっても、平滑筋の痙攣が起きて"疼痛"を生じます。尿管結石症は多くは自然に排石されますが、排石が困難な場合には超音波破砕装置やレー

106

4 泌尿器官

ザー破砕装置を用いて結石の破砕を試みます。

❷腫脹

泌尿器官の炎症性疾患のなかでもっとも一般的な病気は、腎炎です。腎臓の炎症性疾患は、血液の濾過にあずかる**糸球体**の異常による病変と、濾過された原尿の再吸収にあずかる**尿細管**の病変に大きく分けられます。

糸球体腎炎と総称される**糸球体の炎症性病変**には多彩な成因が考えられていますが、機能の異常としては血液成分の**濾過の異常**として表れます。病的に過剰な濾過は蛋白成分の喪失を招くネフローゼ症候群となり、濾過能力の低下は血液中に尿素窒素などの老廃物の蓄積をもたらして腎不全となります。

腎臓は左右にあって比較的予備能の大きな臓器と考えられますが、糸球体病変のような炎症性の病気は同時に左右の腎臓が傷害されるため、腎機能障害につながります。慢性に経過する糸球体病変の多くは、免疫の関与がうかがわれるため、副腎皮質ホルモン剤などの免疫抑制剤の投与をよぎなくされます。

尿細管間質性病変は、感染症や薬の副作用などさまざまな成因によって、尿細管やその周辺の毛細血管が傷害されることによって起こりますが、糸球体疾患と異なり、血尿は軽微か認めないとしても、多量の蛋白尿を呈することが多いため、低蛋白血症に伴う"浮腫"や"倦怠感"などの自覚症状が特徴です。

泌尿器官の炎症性疾患には、尿路を介しての上行性感染による**尿路感染症**があります。傷害された臓器に対して、尿道炎、膀胱炎、腎盂炎などのように病名が付けられます。尿路は無菌的ですが、**出口**が外部へ開放されているため、外部から細菌が進入し、管腔壁に炎症を起こすことがあります。膀胱や腎盂など**尿の流れの緩やかなところ**で、細菌の増殖しやすいところに

II 各論：器官レベルから病態をとらえる

発症するのが特徴です。症状としては、炎症による"疼痛"や"発熱"をみるほか、膀胱炎では腫脹時の膀胱壁平滑筋の収縮による"頻尿"も高頻度にみられます。発症した際には抗生剤による細菌の撲滅が第一ですが、外部からの尿路への細菌の進入経路と進入阻止の検討も大切です。腎盂炎については、血流を介する腎蔵への感染経路もあります。

❸欠損

泌尿器官の管腔壁の一次的な欠損による病気は多くはありません。管腔壁の粘膜が移行上皮の重層構造によっていることと、内腔を流れる尿には細胞傷害性がほとんどないことによります。

管腔壁の欠損がある際には種々の程度の"血尿"を伴います。結石の移動による粘膜欠損や、炎症に伴う粘膜の脆弱による欠損、壁に発生した腫瘍などの崩壊による欠損など、二次的に発生した欠損が大部分と考えられます。泌尿器官における血尿の鑑別診断が重要であるのは、このように多彩な成因を包含しているからです。

❹増殖（腫瘍）

泌尿器官においても、他の器官と同様に腫瘍の発生をみます。腫瘍はいずれも管腔壁を構成する細胞を基盤に発生します。代表的な腫瘍としては、尿細管上皮を起源とする腎細胞癌や、尿路の粘膜の大部分を占める移行上皮を起源とする膀胱癌などの移行上皮癌があります。腎細胞癌は腎の悪性腫瘍の約90％を占めています。

泌尿器官における腫瘍の症状としては、顕微鏡的血尿から肉眼的血尿まで種々の程度の"血尿"がみとめられます。

腎臓は左右2個あるため、腎腫瘍による腎機能障害の発症が先行することは少なく、進行癌の状態では多くは転移巣での病態が予後を左右します。移行上皮癌の発生が多い膀胱では膀胱機能の廃絶をみることがありますが、尿管外瘻等の尿路変更術によって腎機能を保つことができます。治療としては、上記のように他の器官に比して泌尿器官固有の特徴がありますが、原則的に限局している場合には、可能な限り外科的切除術が選択されます。

泌尿器官においても、本質的な部分での内腔の流れが停止することは器官の機能の廃絶を意味しており、これは個体の死につながります。しかし、血液中の老廃物の排除については、早くから人工透析の技術が開発されていて、器官本来の役割の廃絶である腎不全のみでは、直ちには死を意味することのない時代になっています。

2) 泌尿器官にみる病態

泌尿器官のなかでも代謝に伴う老廃物の排泄器官である腎臓は他器官（循環器官）との接点でもありますが、わずかの異常でも生体に大きな影響を与えることがあるため、疾患の早期に異常をとらえて治療を行うことが大切です。

①尿量の変化

泌尿器官の病気の際に日常的に注目するのは、**尿**についての所見です。1日の尿量、尿中の蛋白質や糖の成分量、沈渣の内容などをみます。

泌尿器官を流れる**尿量**は**糸球体濾過量**と**尿細管**の**再吸収**の割

Ⅱ 各論：器官レベルから病態をとらえる

合によって決まります。正常の腎では、濾過量が増えると糸球体の輸出細動脈以下の血液の浸透圧が上昇するため、尿細管での再吸収能が増大してバランスをとっています。

　経口からのナトリウムの摂取が過剰で、血液中のナトリウムも過剰となったときには、尿細管でのナトリウムの再吸収が抑制されて、尿中へのナトリウムの排泄量が増えますが、ナトリウムとともに移動する水も増えるため尿量は増加します。このようなときには水が不足することもあって"口渇"を感じ、水を飲むことになります。

　水を過剰に飲んだときには、やはり循環血液量が増加して糸球体濾過量も増加しますが、糸球体の輸出細動脈以下の浸透圧がそれほど上がらないため、尿細管での水の再吸収量も少なめとなって尿量が増加します。ナトリウムの再吸収には影響がないので、薄い塩分濃度の尿となります。

　動脈硬化症などで腎血流量が低下するときも、輸入細動脈から分泌されるレニン－アンギオテンシン系が働いて、血圧が上がるため、糸球体血流量も改善されて糸球体濾過量は維持され、尿量も維持されますが、高血圧の持続によって糸球体のさらなる変化を招くことになります。糸球体の変化が糸球体毛細血管の基底膜の変化やメサンギウムの拡大を招くと、腎炎の症状が加わって、尿量の減少をみます。

②血尿

　泌尿器官の病気では一般的に"血尿"を伴うことが多く、系統的に調べる必要があります。結石などに伴う尿管壁の痙攣は"運動の異常"の典型で、血尿も診断の決め手です。他に症状を伴わない血尿では、腎腫瘍や膀胱腫瘍をはじめとした、泌尿器

官のあらゆる部位からの腫瘍の発生を念頭において検査を進め
ますが、軽症の腎炎や感染症によることもあります。"発熱"や
"疼痛"などの炎症に伴う症状を合併するときにも"血尿"をみ
ます。

③糸球体腎炎
——糸球体の炎症性変化により血液の濾過能に異常をきたす

泌尿器官における炎症性疾患は複雑です。なかでも腎臓に発
生する炎症は腎機能を左右して泌尿器官の役割を直接左右しま
す。

糸球体腎炎は、糸球体の毛細血管を構成している血管内皮細
胞、基底膜、上皮細胞やメサンギウムなどに**炎症性の異常**を生
じることによって発症する病気群をいいます。異常の成因とし
ては、流血中の免疫複合体の基底膜への沈着、糸球体構成成分
への種々の自己抗体、細胞性免疫の関与、免疫に関わるサイト
カインの影響など、腎以外に求められるものから、腎そのもの
に起因するものまで、**さまざまの要因**が検討されています。異
常の成因によってこれらの傷害される部位や範囲が異なるた
め、尿の異常をはじめとした各種の検査の**異常所見もさまざま**
になります。

傷害を受けて、血液の濾過フィルターの役割を果たす糸球体
毛細血管壁の基底膜の高分子物質に対する透過性が高まると、
アルブミンなどの蛋白成分も漏出し、糸球体に続く尿細管での
蛋白成分の再吸収能（約40g／日）を大幅に超えるようになると、
ネフローゼ（尿中蛋白排泄量 3.5g／日 以上）の病態となります。ま
た、糸球体毛細血管壁の基底膜からの内皮細胞の剥離や機能の
低下によってメサンギウムの増殖がもたらされると、糸球体血

Ⅱ 各論：器官レベルから病態をとらえる

流量の低下から濾過能が低下するため、老廃物の排泄が不良となります。

　このような病態は当初は"自覚症状のない"まま恒常性の維持に向かいますが、次第に腎機能の低下を招き、高度になると腎硬化症などから腎不全状態となり、泌尿器官の役割を喪失することになります。

　循環器官との接点であり泌尿器官の本来的役割を担う腎臓の腎不全状態は、血液を介して全身の器官や臓器に影響を与えます。尿の排泄能低下に伴う血管内や組織内のナトリウムや水の貯留は、血圧の上昇や心循環機能を低下させます。また、アルブミンの喪失による膠質浸透圧の低下は"全身の浮腫"をもたらします。

④ネフローゼ
——尿細管壁の炎症により蛋白質等の再吸収が障害される

　腎炎は主として糸球体の病気ですが、ネフローゼ（症候群）は**尿細管**の代表的な炎症性疾患です。

　尿細管は糸球体で濾過された原尿中から有用物質を再吸収する働きをしていますが、ネフローゼは尿細管での原尿からの蛋白質（アルブミン）の再吸収が障害されることによって起こります。尿細管壁の炎症性変化は、アルブミンをはじめとした有用物質の血管への再吸収を困難とするため、有用物質が尿中に残って排泄されて失われてしまいます（尿蛋白3.5g／日以上）。このようにして血液蛋白成分のアルブミンなどが大量に失われ（血中アルブミン濃度3.0g/dL以下）、"浮腫"をみとめます。

　治療としては、尿細管壁の炎症を抑えることに尽きますが、副腎皮質ホルモン剤や免疫抑制剤などが投与されます。

4 泌尿器官

　泌尿器官は管腔器官としてはイメージのしやすい器官ですが、循環器官との接点にある腎臓の機能は多岐にわたっていて、病態を把握するのは容易ではありません。また、代償不能となった腎機能を回復させることは困難です。しかしながら、腎不全が高じたときに血液中の老廃物の排除を人工透析などで代替するといった治療法もあることは、まさに器官レベルでの役割に注目すると理解が容易になります。このように器官レベルで病態をみることは、腎臓のさまざまな病気の際のからだのなかを推測しやすくするかもしれません。

COLUMN

医の倫理

　医の倫理の本質とはどのようなことでしょうか。まず、「①命を大切にすること」でしょうか。さらに、「②社会のなかで人と人との〈関係性〉をよい方向に導くこと」、そして、「③人が他の人に"何かをしてあげたい"、他の人は"何かをしてほしい"との〈関係性〉のなかでよい結果をもたらすこと」などでしょうか。

　当然のことながら、"命を大切にする"との認識は医療者と患者とで共通でも、両者のあいだには大きな温度差を伴っています。倫理の本質を全うするためには、この温度差を解消しなければなりません。医療者の頭のなかに患者の認識を再現して、まずそこでの温度差の解消を試みることを重ねながら〈関係性〉をよい方向に導き、よい結果をもたらすことに努めるほかないのです。

　薄井は「看護とは生命力の消耗を最小とするように生活過程をととのえることである」と定義していますが、これはまさしく倫理的な内容です。一方、このような本質の背景としての人間の構造や生理を知ることは、これらの理解を深める一助になると思われます。

5 生殖器官

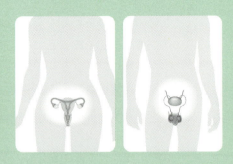

役割
次世代への生命の継承

臓器
(男性) 精巣 — 精巣上体 — 精管 — 精嚢 — 前立腺 — 尿道 — 外性器
(女性) 卵巣 — 腹腔 — 卵管 — 子宮 — 膣 — 外性器

　生物は、長い歴史のなかで**個体の維持**と**世代の交代**を続けてきました。これら二つの現象は、生物の特徴を表現する点でもあり、生物の進化をもたらす機序でもあります。個体の環境への適応を最優先した人類は、統合器官を発達させて自然界に挑戦して現在に至っています。そして、遺伝子の伝達による環境への適応とは異なる、知能の継承による環境への適応を得ました。個体から個体へ学習によって受け継がれて、個々が長い人類の歴史を経験しているともいえます。しかしながら、このような特異な進化を得たとしても、生物学的に個体の生命には限界があって、種の維持には生殖による世代交代は必然の現象なのです。

　私たちのからだは、消化器官、循環器官、呼吸器官、泌尿器官の働きが、循環器官を流れる血液を介して統合器官を支えていて、これらのどの器官が欠けても統合器官をはじめとしたか

5 生殖器官

らだの各部分を維持することはできません。

　一方、ここで取り上げる生殖器官は、直接に個体の生命の維持に関わる器官ではなく、個体のレベルを超えて、次世代への生命の継続を考えるときに、初めて重要な器官として認識されます。循環器官を流れる血液は、個体の生命を維持するために統合器官を支えると同時に、もうひとつ、次世代への生命の受け継ぎをする生殖器官を、血液を介して維持しています (p.8,23 図I-7　器官相互の関係 参照)。

　ちなみに、個体を構成する各器官は、統合器官の維持を目的に構成されていると考えてきましたが、生殖器官も統合器官の維持に寄与しているのでしょうか。生殖器官は直接的に生命の維持に関わるものではありませんが、統合器官の認識の形成には大きな影響を与える器官であることは間違いありません。個体の外界への適応は統合器官によってなされていますが、人類の真の**環境への適応**は、生殖器官での幾世代もの世代交代をへて、長い時間をかけて人類が獲得したものといえます。

　生殖器官は他の器官と違って、**性**によってその形態や働きが大きく異なります。生殖については男性と女性の対がひとつの単位となるからです。性が男女に分化した理由には多くの説がありますが、生物の維持にとって望ましい機序であったことは間違いがありません。**種を保存**していくことと、適応のために**種を変化** (進化) させていくことの矛盾を両立させるシステムであると考えられます。

　生殖器官については男女の別に話を進めます。

Ⅱ 各論：器官レベルから病態をとらえる

(1) 女性の生殖器官

1) 女性生殖器官の機能と構造

女性の生殖器官には、器官のレベルでみたときに他の器官とは異なるいくつかの特徴があります。

①役割　　　　　　　　　　　　　※p.26　表Ⅰ-1参照

生殖器官の役割は、**次世代への生命の継承**です。個体の外界への適応は統合器官によって行われますが、生物種としての環境への適応は、世代交代といった長い時間をかけての、新たな生命の継承によって行われます。これによって統合器官が選択した外環境に適応する生物種が形成されていくことになります。

個体における生殖器官の役割は、先にも述べましたように他の器官と大きく異なっています。器官としては血液を介して酸素や栄養の供給を受けるのみで、個体の維持に直接貢献する器官ではありません。その一方で、生殖器官から血液中に分泌されるホルモンを介して、生殖器官自体に生殖に最適な状況をつくりだしています。ヒトとしての生物種の維持のために、女性生殖器官は卵を用意し、受精に必要な環境を準備し、受精が成立したあとは胎児の成育を行います。

女性生殖器官のなかで本質的な役割を担う臓器は**卵巣**ですが、機能的に重要なのは**子宮**と考えられます。子宮は管腔の流れを留める作用と、管腔内の内容を排除する作用を有しているため、複雑な調節系を有しています。受精卵は子宮に着床し、成長して、一個体となります。子宮に至る**卵管**および子宮からの出口に位置する**膣**は通路としての役割を果たしていることに

116

なります。

　ところで、この通路を流れている**卵母細胞**は母体から独立した生命体と考えられます。卵母細胞は**排卵**によって母体から離れて、母体の胎内ではありますが、ある意味で外環境に存在していることになります。さらに、受精が成立したあとの**受精卵**は子宮に着床して、母体との間に**胎盤**を介した新たな関係を構築して、母体から栄養の補給を受けて成長を続けます。細胞個々の遺伝情報の異なる個体が共生できていることを考えると、厳密には胎盤のところに母体と胎児の境界があって、胎児は母親とは異なる外界に生存しているともいえます。

　ヒトのこのような母子関係は、生物の進化の歴史のなかで、爬虫類や鳥類の母子関係が多数の卵を自然界に放出して卵の段階で母体から独立して生物種の維持を行う生態であったところから、一個の卵を胎内において一個体に育て上げるという確実に効率よく世代交代を行う仕組みへと進化した結果といえます。

　子宮は、胎児を長い時間をかけて外環境のなかで生存できるまでに生育させますが、出産の際には突然にこれが中断します。短時間のうちに極めて激しく複雑な過程が進行して出産が進行しますが、これらは驚異的な過程といえます。母子の関係は出産後も哺乳という栄養補給の形で継続されていきます。

②通過臓器　　　　　　　　　　※p.27　表1-2参照

　女性生殖器官の通過臓器は、**卵細胞の流れ**からみると、卵巣、卵管、子宮、膣の順に位置します。一方、**精子の流れ**からみると、膣、子宮、卵管の順になります。

Ⅱ 各論：器官レベルから病態をとらえる

　卵巣は子宮の左右にそれぞれ1個ずつあり、卵巣内には**卵母細胞**をつくる多数の卵胞をみます。卵巣周期による排卵に伴って、1個の卵胞から排出された卵母細胞は**卵管采**によって卵管に取り込まれます。運動能力のない卵母細胞が卵管采の動きによって卵管内に取り込まれたあとは、卵管上皮の繊毛の動きによって子宮に運ばれます。

　卵管の途中で卵母細胞が精子に出会ったときには、受精が成立して**受精卵**となります。受精卵は個体の成長過程の第一歩ということになります。

　受精が成立したあとの受精卵は、卵管上皮の繊毛によって**子宮**まで運ばれて、子宮周期によって準備された子宮内膜に着床します。以後、胎児となって約42週にわたって子宮内で成長を続けたあとに、**膣**を経て出産に至ります。受精が成立しなかったときには、卵母細胞は子宮壁の脱落とともに、膣から体外に排除されます。

　管腔内の精子の流れからみると、通過臓器の始まりは膣になります。膣内に放出された精子は自力で上行し、子宮を通過して卵管に至ります。精子は卵管上皮の繊毛運動に逆行して、卵管内をさらに上行します。このとき卵管内のどこかで卵母細胞に出会うと、受精が成立します。

　卵母細胞の寿命は24時間程度であり、精子の寿命は48時間ないし72時間程度であるため、受精の機会は時間限定的でありますが、一方、効果的な受精の機会を計画することも可能になります。

③内腔の内容　　　　　　　　　　　※p.30　表I-3参照

　女性生殖器官の管腔内を移動する内容は、**卵母細胞、精子、**

受精卵、胎児、月経血などです。管腔の流れは、卵管内膜の繊毛運動や壁の平滑筋の運動によって下流の膣口に向かう流れが維持されています。子宮では受精卵が着床したあとは、子宮内腔の下流への運動は停止して胎児の保持を行い、胎児の成育を維持します。精子は自動能を有しているため、膣内に放出されたあとは、管腔の流れに逆行して上流に向かい、卵管内で卵母細胞に出会うと受精を行って受精卵となります。

　排卵によって卵巣から腹腔内に放出された卵母細胞は、卵管采の運動や卵管上皮細胞の繊毛の動き、さらには卵管の運動によって卵管内腔に取り込まれて子宮に向かって移動していきます。排卵時の卵母細胞は第二減数分裂の途中にあり、受精によって減数分裂が完了します。

　受精卵は子宮に至って着床して、胎児として成長を続け、外環境に適応できるまでに成長した時点で、分娩によって子宮から膣を経由して外界に産みだされます。このとき、膣は産道の役割をすることになります。

④入口・出口　　　　　　　　　　　※p.31　図I-10参照

　女性の生殖器官は入口と出口が同じとみなせますが、考え方は複雑です。流入するものと流出するものが大きく異なっていて、内腔を流れるものによって入口と出口の関係が変わります。

　体表面からみた入口・出口は外陰部に開口している**膣口**です。一方、卵細胞の流れをみると、卵巣は管腔構造をなす一連のまとまりから離れているため、**卵細胞からみた入口**は卵管の先端にある**卵管采**であり、**出口**は膣口ということになります。膣口は男性の精子からみれば入口ということになります。卵母

Ⅱ 各論：器官レベルから病態をとらえる

細胞が卵管を経て受精卵となり、胎児となって出産する過程では、膣口は出口のみの役割といえます。このとき卵母細胞の入口としては、卵管の先端の卵管采の部分と考えられます。一方、精子が流入するときには、膣口は入口としてのみの役割といえます。

　入口・出口には**感覚器**が備わっていて、外部からの侵入に対しての防御体制を構築しています。また、なんらかの**学習**がなされます。

⑤調節機構　　　　　　　　　　　※p.33　表Ⅰ-4参照

　女性生殖器官の調節は、他の器官と同様に、**自律神経系**と**ホルモン系**によって行われます。副交感神経や交感神経などの末梢自律神経が栄養の維持と外環境の変化に対応していることは、他の器官と同じと考えられます。

　生殖器官の生殖に関わる機能の多くはホルモンを介して調節されていますが、ホルモンは生殖器官から離れた**下垂体前葉**からのホルモンによる調節を基としており、さらには下垂体前葉の調節は大脳の**視床下部**からの神経分泌の支配を受けています。

　ホルモンの存在様式は、基本的にはやはり自律神経の働きを増幅する機序と考えられます。またこのことは、本質的には生殖器官も統合器官の調節の下にあることがわかります。もちろん、生殖器官からのホルモンの状態も下垂体や視床下部にフィードバックされて、調節系の一部を形成しています。

　ホルモンの調節を、卵母細胞の形成から受精卵の着床のための準備を繰り返す月経周期の形成機序と、受精卵の着床とともに妊娠が成立して胎児の成長を維持する機序、妊娠の末期の分

娩の機序などに分けてみます。

a. 月経周期の形成機序

　視床下部からの性腺刺激ホルモン放出ホルモン（GnRH）は、下垂体前葉から**卵胞刺激ホルモン（FSH）**と**黄体形成ホルモン（LH）**を分泌させます。2週間ほどの漸増する卵胞刺激ホルモンの働きによって卵巣内の卵胞は成熟して胞状卵胞を形成します。この時期に、同時に下垂体前葉から分泌されていた黄体形成ホルモンの量が、急速に上昇して排卵が起きます。卵巣から不断に分泌されている**エストロゲン**も排卵前後には増加して、受精卵の着床に向けて子宮内膜の増殖と血流の増加をもたらします。

　同じく卵巣の、排卵後の卵胞に形成された黄体から分泌される**プロゲステロン**は、妊娠の持続に必要なホルモンです。受精卵の子宮への着床、つまり妊娠が成立しなければ、準備された子宮内膜は剥離脱落して月経となります。その後は、再びこれらホルモン分泌を順次繰り返して月経周期を形成します。

b. 妊娠の成立と継続の機序

　受精卵が着床するまでに卵細胞は分割して、100個程度の胞胚と呼ばれる細胞集団となります。**胞胚**からはヒト絨毛性性腺刺激ホルモンが分泌されて、黄体形成ホルモン（LH）様の働きをして、黄体からのプロゲステロンの分泌を継続させます。受精卵が着床して胎盤が形成されたあとは、**胎盤**がホルモン産生臓器として働いて、エストロゲンやプロゲステロンの産生を行って、妊娠を継続させることになります。

Ⅱ 各論：器官レベルから病態をとらえる

c. 分娩の機序

分娩が近づくと、血中エストロゲンの濃度が最高となります。エストロゲンの上昇は子宮筋の収縮に対する**オキシトシン**の感受性を高めるとともに、プロゲステロンの抑制効果を減弱させます。

分娩は、何らかの刺激による胎児からのオキシトシンの放出があると、胎盤を刺激して胎盤からの**プロスタグランディン**の産生が高まり、子宮が強力に収縮を開始します。一度収縮が始まると、母親の下垂体後葉からのオキシトシンの分泌も加わって分娩が持続促進されます。分娩は、胎児が生まれて胎盤が排出されることによって終了します。

⑥防御機構　　　　　　　　　　　※p.34　図Ⅰ-11参照

生殖器官の防御についてみますと、出入口があることから異物の侵入が容易に起きます。異物の侵入に対しては、外陰部の感覚が異物の侵入を阻止する働きを有しています。また、管内腔の流れも膣口に向けての流れを形成して、異物の排除を容易にしています。

出入口近くの膣では、常在する細菌による乳酸の生成によって、侵入した細菌などの異物を化学的に処理しています。また、生殖器官の管腔粘膜面は他の器官と同じように、免疫細胞による異物の防御起点が働いています。

⑦管腔壁に生じる異常　　　　　　※p.38　図Ⅰ-14参照

女性の生殖器官は卵巣、卵管、子宮、膣、外陰部などの臓器から構成されていますが、卵管から子宮を経て膣までは明らか

に管腔構造を呈しています。

　管腔の内腔は卵母細胞や精子などの生殖細胞や受精卵あるいは胎児の通路であり、生殖器官の機能はこれらが保持されるところにあります。これらの**流れが障害**されると、**病気**となります。

　生殖器官の管腔壁に生ずる異常を、①**運動の異常**、②**腫脹**、③**欠損**、④**増殖** (腫瘍) の4種類の視点から考えてみます。

　運動の異常は管腔壁を構成する平滑筋によって起きると考えられますが、運動の異常が生じても、内腔の流れに異常が起きなければ症状はでません。内腔の流れがほとんど目立たない生殖器官では、運動の異常による症状は少ないかもしれません。出産では、子宮内から胎児を押し出す際に急激な子宮筋の収縮運動によって"疼痛"を生じますが、異常な状態ではありません。

　女性の生殖器官は、入口でもあり出口でもある部分が外部に開放されていますので、細菌などの侵入によって管腔壁に種々の炎症を起こす可能性があります。管腔壁の**腫脹**による**炎症**は、その部位によって、膣炎、子宮内膜炎、卵管炎などの病気があります。外界からの細菌などの侵入に対しては通常は防御起点が備わっていますが、これら防御起点の破綻や、防御起点の働かない因子によって感染が成立した結果といえます。

　生殖器官の管腔壁の一次的な**欠損**による病気は多くはありません。卵管炎などで炎症に伴って粘膜の欠損を生じたときには、治癒後に瘢痕を形成して卵管に狭窄を形成することがあります。このようなときには、卵母細胞や精子などの生殖細胞の通過障害から不妊症となることもあります。子宮周期によって起きる子宮内膜の脱落は生理的な欠損ともいえます。

　他の器官と同様に、生殖器官も**腫瘍**の発生をみます。腫瘍は

Ⅱ 各論：器官レベルから病態をとらえる

いずれも管腔壁を構成する細胞を基盤に発生します。女性では、子宮癌や子宮筋腫、卵巣癌などは発生頻度の高い腫瘍性の病気です。

　一般的に管腔器官は、管内腔の流れが阻害されると重大な症状をみますが、女性生殖器官では管内腔の流れが目立たないためもあって、腫瘍等によって管腔の流れが障害されても、内容物が停滞するといった現象が起きにくく、"自覚症状がでにくい"のが特徴です。
　管腔器官としての生殖器官が他の器官と大きく異なるのは、内腔の流れが停止して器官の機能が廃絶しても、直接的には個体の死につながらないことです。これは、生殖器官が外界から何か必要な物を取り込んで、これを血液に供給するといった役割の担い手ではないからです。しかし、次世代への生命の継承といった面では、生命の途絶を意味していますので、生命現象と切り離せるものではないともいえます。

2) 女性生殖器官にみる病態

　生殖器官の**病態**も、他の器官と同じように、**管腔壁に生じた異常**によって形成され、**管内腔の流れのとどこおり**として表われますが、その病態を器官のレベルでみてみると、他の器官とは異なるいくつかの特徴がみえてきます。生殖器官に発生する病気は、個体の生命維持には直接関わらない器官に生じたものであるという特徴があります。一方、世代交代の機序に影響すること、社会生活との関連において考えなければならないこと、などの特徴を併せもっています。

124

5 生殖器官

①細菌感染症
——自覚症状に乏しく放置されやすい性感染症の増加

　女性生殖器官は出入口のある器官であるとともに、外部から物質を受け入れる構造にもなっています。侵入する細菌に対しては、**膣**において生成される**乳酸**と、**粘膜**における**免疫**の機序が用意されています。しかし、これらの防御起点をかいくぐって侵入する細菌もあり、管腔壁に炎症性変化をもたらします。

　症状としては、他の器官に生ずる炎症反応と同じですが、ほとんど自覚されないものから、膣からの分泌物の増量、発熱や疼痛などを伴うものなどさまざまです。

　最近では、過去に性感染症としては第一に取り上げられていた淋菌性感染症や梅毒などよりも、クラミジアなどの目立たない性感染症がクローズアップされてきています。自覚的な症状がなく経過するため、容易に他人に伝染したり、出産時に児に重篤な感染症を引き起こしたりすることがあります。

　内腔の広い膣や子宮では炎症による完全閉塞は起きませんが、卵管などでは炎症によって狭窄や閉塞を生ずることがあります。生殖器官での内腔の閉塞は、他の器官のように個体の生命予後を左右することはありませんが、不妊症などがもたらされることを考えますと、世代交代を通じての命の継承が中断されることにもなります。

②子宮頸癌
——検診による早期発見とワクチンによる予防が推奨される

　女性生殖器官のなかの代表的悪性腫瘍のひとつは子宮頸部に発生する癌です。子宮頸癌の成因のひとつに、皮膚に疣を生ず

Ⅱ 各論：器官レベルから病態をとらえる

るヒトパピローマウイルスの感染があげられており、感染症の予防としてHPVワクチンの定期接種が行われています。

　症状としては、腫瘍表面の破綻による出血が代表的ですが、他の器官で第一に検討された管内腔閉塞に伴う症状はほとんどみられません。つまり、他の器官の癌にみられるように、内腔の流れが障害されると個体の生命予後を左右されるといったようなことがないからです。

　このことは自覚症状による検査の開始よりも、検診による粘膜面の所見と生検による診断が、早期発見に貢献することを意味しています。事実、検査に困難さを伴わないこともあって、**検診**による診断率および精度は癌検診のなかでも高く評価されています。また、検診などによる早期発見は、発見時の癌の進展が小さいほど、治療の予後が良いことからも推奨されます。

③卵巣嚢腫
──嚢腫が大きくなるまで自覚症状が現れにくい

　卵巣は、構造的に、女性生殖器官の他の管腔構造部分とは組織学的連続性がありません。卵巣にできた嚢腫では管腔を閉塞することがないため、"自覚症状がでづらい"のが特徴で、嚢腫が巨大になることがあります。

　狭い骨盤内での嚢腫による圧迫は、直腸では便秘を、膀胱では頻尿といった、他の器官への影響としての症状が特徴的です。嚢腫を形成した腫大卵巣が、血管の通路である頸部で捻転して激痛となることもありますが、これも血流障害による循環器官の症状といえます。

　女性生殖器官は、個体を直接支えるための器官ではありませ

126

5 生殖器官

ん。統合器官のように、個体の生命維持に必須というわけでも
ありませんが、他から支えられている器官ともいえます。他の
器官が正常に働いて、良好な血液組成を維持しなければ、生殖
器官はその役割を十分に果たすことができません。

　また、男性や子どもといった他者との社会的な生活を構成し
なければならないことは、統合器官の健全な働きを必要とし、
この面からも、やはり健康な他の器官の働きと血液組成の維持
が必要ということになります。

(2) 男性の生殖器官

1) 男性生殖器官の機能と構造

①役割

　男性生殖器官は、女性生殖器官と同様に、個体を直接維持す
るためのものではありません。生殖器官の役割は、**次世代への
生命の継承**です。器官としては血液を介して酸素や栄養の供給
を受けるのみで、個体の維持に直接貢献してはいません。その
一方で、生殖器官から血液中に分泌されるホルモンを介して、
生殖に最適な状況をつくりだしています。ヒトとしての生物種
の維持のために、男性生殖器官は精子を用意します。

　男性生殖器官のなかで本質的な部分は**精巣**（睾丸）です。精巣
では体細胞の核の染色体の減数分裂によって**精子**をつくりま
す。精子は独立した生命体として精嚢に蓄えられて受精の機会
に備えます。

127

Ⅱ 各論：器官レベルから病態をとらえる

②通過臓器

精巣（睾丸）で生成された精子は、近傍の**精巣上体**（副睾丸）で成熟して自動能を働かせて**精管**を下降して**精嚢**に蓄えられます。精嚢腺の精子は射精の際に**前立腺**からの精液とともに**尿道**に排出されて、受精の機会を求めます。

③内腔の内容

精巣から精嚢に至る精管のなかは**精子**が通過しています。精嚢から出た精子と隣接臓器の前立腺からの精液は、尿道を通って排出されます。

④入口・出口

男性生殖器官は、腎臓と同じように、器官としての入口はなく、**出口のみ**を備えます。出口は一次的には精嚢腺の出口ですが、二次的には陰茎の外尿道口です。総論でも述べたように、入口・出口には**感覚器**が備わっていて**学習**が成立します。

⑤調節機構

精子の生成には男性ホルモンの**テストステロン**が関わっていますが、生成は調節されてはいません。常時、生成されているものと考えられます。

⑥防御機構

多くは出口からの異物の侵入による感染の防御ということになります。白血球による異物の貪食と免疫による異物の排除は、他の器官と同様の機序になります。

⑦管腔壁に生じる異常

管腔器官の異常としては、①運動の異常、②腫脹、③欠損、④増殖 (腫瘍) の4種類の異常を考えます。

運動の異常としては射精不能や勃起不全などがありますが、これらは男性生殖器官局所の問題以外に循環器官の異常や統合器官の異常ともかかわっており、複雑です。腫脹は細菌感染などによるもので、前立腺炎や副睾丸炎などが代表的です。欠損に該当する異常はあまりみられませんが、尿道炎が高じて尿道潰瘍形成をみることがありますが、尿道狭窄の成因となります。増殖は前立腺癌が第一ですが、睾丸そのものに発生するセミノーマも稀ではありません。

2) 男性生殖器官にみる病態

男性生殖器官における異常は個体の生命維持に直接は関わるものではありませんが、世代の交代などに影響することがあります。

①腫脹による異常

男性生殖器官の、細菌によって発生する腫脹の病変では、尿

Ⅱ 各論：器官レベルから病態をとらえる

道炎、前立腺炎、副睾丸炎などが代表的で、出口に近い尿道炎は"疼痛"などの自覚症状が特徴です。深部臓器の前立腺炎や副睾丸炎は炎症による"高熱"が特徴的です。非細菌性の腫脹としては前立腺肥大症があり、"排尿困難"の主要な成因となっています。

②腫瘍

腫瘍は前立腺癌が最多ですが精巣原発のセミノーマも稀ではありません。前立腺癌は前立腺肥大症と同様に"排尿困難"を特徴としますが、治療法は多岐にわたっており、薬剤によるコントロールのほかに外科手術が多用されています。生命予後としては比較的良好です。

6 統合器官

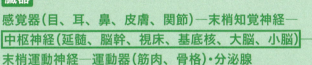

役割
身体の統合

臓器
感覚器（目、耳、鼻、皮膚、関節）―末梢知覚神経―
中枢神経（延髄、脳幹、視床、基底核、大脳、小脳）―
末梢運動神経―運動器（筋肉、骨格）・分泌腺

　　統合器官は感覚器、神経系、運動器から成り立っていて、ヒトでは生命を維持し、知的活動を行うための器官です。私たちのからだは、消化器官、循環器官、呼吸器官、泌尿器官が血液を介して統合器官を支えています（p.8,23 図I-7　器官相互の関係参照）。

　　統合器官は個体が複雑な環境のなかで生存していくために働いている部分ですが、感覚器によってとらえた外界の変化を中枢神経系に集めて状況を把握し、多くの可能性のなかから生命維持のための唯一つの行動を選択して運動器を介して行動を起こします。行動の結果は、感覚器を介して中枢神経において評価されて次の新たな一つの行動を選択します。

　　統合器官は個体の生存のために、消化器官を介して栄養となる食事を求めて行動を選択し、呼吸器官に適合したきれいな空気を求めて行動をすることはもちろんですが、より効率良くよ

II 各論：器官レベルから病態をとらえる

り効果的な行動を追求しようとします。このような選択や追求が知的行動の原点となっています。そのためには、時間的に、あるいは空間的に、いかに遠くまでを見通すことができるかということが大切になり、統合器官の良し悪しにつながります。

1) 統合器官の機能と構造

①役割　　　　　　　　　　　　　　　※p.26　表I-1参照

　統合器官の役割は、生命維持のために、さらには快適さを求めて、**外界の環境の状況や変化を把握して最も効果的と考える行動を一つだけ選んで実践する**ことです。そのためには、目による視覚はより遠くの状況を、耳による聴覚は物陰などを含めて近くの状況を、鼻による嗅覚はごく近くの状況を、口による味覚は食物などの中身の状況を、皮膚は直接に接触して、触覚や痛覚等の皮膚感覚を通して外部の状況を、それぞれ**情報化して外界を把握**します。ちなみに感覚器からの情報の7、8割は視覚によるとされています。

　外部の状況を評価して情報化することが**学習**と考えられ、これによって情報は記憶されて**仮想の外界を形成**します。外部環境から得た多くの情報をもとに、外部環境に適応しようとして一つの行動を選択する際には、仮想の外界で仮想の行動を数多く試みて、その結果として実際の外環境への行動を選択しているとも考えられます。

　また行動の根拠となる**認識**は、個体が脳内に映しとった外環境の像から引き出した結論に過ぎませんので、外環境に働きかけた一つの行動が生存にふさわしいものであったか否かは、感

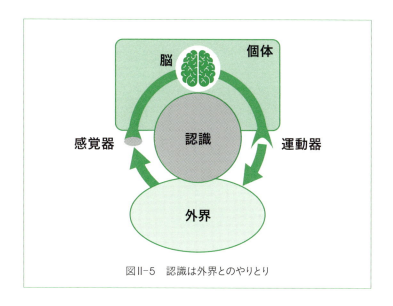

図Ⅱ-5　認識は外界とのやりとり

覚器などを通して再度新たな情報として取り込まれて評価され、修正されて新たな行動を外環境に働きかけます。認識とは、このような**外界とのやりとり**を意味します(図Ⅱ-5)。

　以上のようにとらえるならば、我々の認識はいつも外界に左右されているといえます。この際に、認識の形成には何ら制約はありませんが、これに基づく行動には倫理的制約を伴います。

　看護のような他者に関わる仕事については、相手の認識を正しくとらえて、これに基づいて看護者が看護行動を選択することが大切になりますが、このような構図のなかで、他者の認識をうかがい得るのは、口などの運動器による発声や発語、表情、四肢による行動、文学などの創作による表現など、その人の外界へ働きかける行動の部分でしかありません。

　このような観点からいえば、他者の認識に深く関わらなければならない看護現象においては、看護理論に基づいて正しく患者の認識をとらえたうえで、看護を実践しなければなりませ

Ⅱ 各論：器官レベルから病態をとらえる

ん。もちろん依拠すべき看護理論とはナイチンゲールの看護を体系化した「科学的看護論」*のような、事実に立脚した看護理論でなければならないことはいうまでもありません。

②通過臓器 ※p.27 表Ⅰ-2参照

　統合器官は微細ではありますが、管腔構造を呈しています。神経細胞から伸びる軸索や樹状突起からなる**神経線維**は**電気的インパルス**の流れる通路の役割を果たしており、細胞膜であるこれら神経線維の壁は管腔としての機能的な構造を維持しています。厳密には電気インパルスは神経線維の内腔を流れているわけではありませんが、神経線維に沿ってのみ伝わることから、何らかの管腔のなかを流れる状態をイメージして考えることができます。

　神経線維の構造はどこでもほぼ同じ構造をしており、**軸索**と呼ばれる線維の外側を**髄鞘**と呼ばれる絶縁被膜が覆っています。軸索と髄鞘を合わせて"管腔構造"と考えていきます。

　統合器官を構成する臓器としては、目、耳、鼻、口、皮膚、等の**感覚器**が統合器官の**入口**として並列に並んでいます。これらの感覚器からの情報は、**感覚神経**を経て脊髄や延髄に至ったあと、視床を経て、一次感覚野を含む**大脳**の感覚領域に送られます。感覚の統合野で環境を認知したあと、運動領域の前頭前野に送られて、一つの運動を選択し、一次運動野から運動神経を経て個々の**筋肉**を動かして環境に対して行動します。

　なお、感覚器からの信号は自律神経系にも送られており、**自**

––––––––––––––––

*薄井坦子著『科学的看護論』

134

律神経系の入口にもなっています。

　通過臓器の異常は、入口の側では感覚器の機能障害として、出口側では運動器あるいは分泌腺の機能障害として表現されます。他の器官と同じように、障害は入口・出口である感覚器や運動器あるいはそれに近いほど、機能異常として具体的に表現されます。統合器官の中央に位置する大脳の障害では、局在はもっとも不明瞭となります。

③内腔の内容　　　　　　　　※p.30　表1-3参照

　統合器官のなかを流れているものは基本的には**電気インパルス**で、不連続な電位変化です。信号の強弱は、電位変化ではなく電気インパルスの頻度によっています。

　この電気インパルスは神経線維の末端で**化学的な信号に変換**されて、次の神経細胞に伝えられます。化学的な信号の伝達に関わる物質としては、アセチルコリン、アドレナリン、ノルアドレナリン、セロトニン、ドーパミン、GABA等の比較的簡単な構造の化学物質が担当しています。これらの物質は感覚器からの電気インパルスの伝達のほかに、神経系の各部の環境の調整にも関わっていて、神経細胞の活動性を左右しています。

　電気インパルスの伝導が障害される病気としては、回復が不可能な神経変性疾患や、回復が可能な脱髄性疾患があります。

　神経伝達物質の異常による病気としては、ドーパミンの欠乏によるパーキンソン病やセロトニンの欠乏がうかがわれているうつ病、ドーパミン、セロトニン、ノルアドレナリン等の調節異常がうかがわれている統合失調症などがあります。

Ⅱ 各論：器官レベルから病態をとらえる

④入口・出口
※p.31　図Ⅰ-10参照

　統合器官の入口は**感覚器**です。感覚器は、視覚、聴覚、味覚、嗅覚、体性感覚などの感覚を受容しており、これら感覚器で受容した信号は電気インパルスによって大脳に伝えられます。

　管腔器官の入口・出口には感覚器が備わっていて、学習をすることができることを総論で述べましたが、統合器官はまさにこの構造をとっています。通常、学習は大脳で行われると考えますが、器官のレベルで考えますと、統合器官の入口にある**感覚器で学習**がなされるものと説明できます。学習の結果として感覚器からの信号は情報化されることになりますが、「目で学習をする」「耳で学問をする」「皮膚は第二の脳である」などの言葉の妥当性がうかがえます。

　統合器官の出口は**骨格筋**や、自律神経系の関与する**分泌腺**および**平滑筋**になります。感覚器から入った情報から大脳は外界の状況を判断し、一つの結論をだして、出口である**運動器**に信号を送って、行動を起こします。この運動器における行動もやはり**学習**されます。

　出口における運動器の行動は、ふたたび感覚器によって受容されて、情報として大脳に送られて評価され、さらに新たな一つの結論のもとに運動器に信号が送られて次の行動を起こすことになります。

　統合器官の異常は、入口である感覚器や出口である筋肉など、末梢の異常ほど具体的に詳細に認知されます。

⑤調節機構
※p.33　表Ⅰ-4参照

　統合器官の調節は入口である**感覚器の調節**、出口である**運動**

器および分泌腺の調節、これらの間に介在する**神経系の調節**など、多岐にわたっています。

　感覚器のなかで、**視覚**を担当している目は、6個の外眼筋によって随意的に眼球が動かされています。しかし、同じ動眼筋の運動でも両眼球の視野を一致させる輻輳運動については自動的に行われています。眼球内の運動はすべて自律神経を介して自動的に調節されており、視距離によって変わる焦点を調節する水晶体の厚さや光の量を調節する瞳孔の大きさは不随意運動です。視覚の機能は眼瞼を閉じることによって停止できますが、このようなときには眼球は上転するため、外部の力で眼瞼を開いても視覚を得ることはできません。

　聴覚の調節は視覚のような精密な距離や位置の同定は行われません。両耳による音源の方向性を追跡するため頚部の運動と連動していますが、随意運動によっています。顔が音源の方向を向いたあとは、視覚によって精密に情報を得ることになります。視覚は眼瞼を閉じることによって機能を停止しますが、聴覚は終日働いていて、有意な音の選択は中枢で行われます。

　嗅覚は脳の一部が直接に顔を出している部分として有名ですが、それ自体に調節機構はありません。嗅覚は順応が早く、同じ匂いにさらされていると短時間で匂いを感じなくなります。このことは何か匂いの変化があったときには、視覚やあるいは他の感覚器を通してより正確に状況を把握できるからともいえます。また、匂いの異常が直ちに生命の危険につながらないことや、いつもいろいろな臭気に取り囲まれて生活をしていることの反映かもしれません。

　味覚は甘味、塩味、酸味、苦味の基本四味のほかに旨味も加えられます。特別な調節の機序はありませんが、嗅覚と同様に順応が成立しやすく、これを回避するために咀嚼を行うとの見

Ⅱ 各論：器官レベルから病態をとらえる

解もあります。

　体性感覚は触覚、圧覚、振動覚、固有覚、温覚、痛覚などに分けられています。これらの感覚は特有の受容器のほか神経終末によっても受容されます。体性感覚は主として外界との境界である皮膚面に接触するものを、さまざまの受容器を通して識別しており、固有覚については運動に伴う筋肉や腱などの深部感覚を受容しています。多くの感覚は繰り返される刺激に対して順応して主観的感覚の強さが低下しますが、**痛覚**のみは順応を示しません。

　神経系はそれ自体が“高度の調節系”といえます。不随意神経である**自律神経系**については、**副交感神経**が常に内部環境を自動調節し、**交感神経**は感覚器から受容した外部環境の変化に対応して内部環境を整えます。随意的には、感覚器で受容した外部環境の変化に対応して一つの行動を選択し、運動神経を介して筋肉を動かして環境への適応を図って生命を維持します。内分泌系から分泌される各種の**ホルモン**は自律神経のシグナルの増幅機序とも考えられます。

　統合器官の出口である筋肉は、すべて**運動神経**の調節のもとにあります。言葉を話すことや四肢を動かす筋肉の動きは、筋肉自体の受容器や腱および骨など感覚器を介して大脳に伝えられます。また、運動による外界への働きかけの結果は、視覚などの他の感覚器を介して大脳に伝えられて評価され、あらたな行動の選択に寄与します。筋肉と末梢神経の回路からなる**反射運動**は、大脳の関わらない危機回避機序といえます。

　統合器官にみられる病気の症状は、これら調節の異常や破綻として表現されます。

⑥防御機構　　　　　　　　　　　※p.34　図I-11参照

　統合器官の防御起点としては、統合器官そのものが外部環境からの危害に対して防御の機能を果たしているといえます。危険が身に迫ったときには、視覚や聴覚などの感覚器からの情報を取り込んだあと、大脳で分析して行動を決定し、運動器を動かして危機を回避します。

　なお、情報を取り込んだときには、直ちに交感神経が働いて感覚器の感度を上げ、筋緊張を高め、心拍や心拍出量を増やして危機に対応する内部環境をつくりあげます。

　統合器官は血液によって栄養されていますから、からだの内部に侵入した異物に対しては他の器官と同じように**免疫**の機序が働きます。栄養や酸素の取り込みは、感覚器および運動器では内皮細胞を介して直接に血液から取り込みますが、神経細胞はグリア細胞を介して間接的に血液から取り込みます。神経細胞におけるこのような機序は神経細胞への不要な物質の進入を防いでおり、**血液脳関門**と呼ばれています。このような機序も防御起点のひとつといえます。

　免疫が過剰に働くと自己免疫疾患を発症して、脱髄性疾患や多発性硬化症、重症筋無力症などを引き起こします。

⑦管腔壁に生じる異常　　　　　　※p.38　図I-14参照

　統合器官の病気も、管腔壁に生ずる異常によると考えることができます。管腔壁に発生する異常は、総論で述べたように、①**運動の異常**、②**腫脹**、③**欠損**、④**増殖**（腫瘍）の4種類に分けられます。

　神経線維にはいわゆる壁の運動の異常はありませんが、電気

Ⅱ 各論：器官レベルから病態をとらえる

インパルスの異常な流れによっては、効果器である筋肉などに痙攣を起こします。また、個々の神経線維の端末における信号の伝達はモノアミンなどの化学物質よって行われていて、これらの量的変化が神経のシグナルの伝達を左右しますが、他器官での壁の運動による内容物の流れの変化に類似した動きといえます。

　腫脹は髄鞘に起きる**炎症性の変化**が原因となる脱髄性疾患が代表的ですが、その後に脱落も伴うことがあります。**欠損**は神経線維の脱落による変性性疾患を考えることができます。細胞の増殖による**腫瘍**は神経鞘腫等の腫瘍があります。

　統合器官においても、本質的な部分での流れが停止することは死を意味します。

COLUMN

統合器官の働き

　統合器官で最も重要な働きは「行動」の選択ということになります。感覚器官から入った外界の情報は、大脳で一つの結論を出して運動野に伝えられます。シグナルはさらに運動野から骨格筋に伝えられて行動を起こします。行動の選択の際には倫理的な検討も加えられており、行動が倫理的に行われるのが人類の最大の特徴でもあります。

6 統合器官

2) 統合器官にみる病態

a) 感覚領域の病気

　統合器官の神経線維のなかを流れる電気インパルスは神経の働きの基本的な要素です。電気インパルスの流れは末梢の感覚器から中枢に向かう流れと、中枢から末梢の筋肉や分泌腺に向かう流れとからなります。

　感覚器からの電気インパルスは末梢感覚神経に伝達され、さらに脳幹や視床を経由して大脳の一次感覚野に至ります。大脳の一次感覚野で像を結んで、統合野に送られて外界を認知します。末梢の感覚器の異常は中枢への電気インパルスの発生をさまたげて、外界の情報を大脳に伝えることができなくなります。

①糖尿病網膜症
——中途失明原因の代表的疾患

　糖尿病網膜症は、統合器官の入口の構造の欠損、すなわち管腔壁の**欠損**に相当します。この壁構造がすべて消失したときには盲状態となり、視覚情報を取り込むことができなくなります。

　視覚から統合器官に入る情報は全感覚器から入る情報の7、8割を占めるとされており、統合器官の大きな入口といえます。したがって、成人以降での視覚の機能低下あるいは喪失は日々の生活に大きな障害をもたらします。

　糖尿病網膜症は、中途失明の代表的な病気であり、失明に至らないまでも糖尿病患者の2割前後が糖尿病網膜症に罹患するとされています。糖尿病網膜症が視覚の機能低下をもたらして統合器官への情報の取り込みを障害すると、認識の形成に多大

141

Ⅱ 各論：器官レベルから病態をとらえる

な困難を生じます。

　糖尿病に伴う慢性の合併症はすべて**血管病変**に基づいていて、循環器官の病気に伴う異常といえます。糖尿病の三大合併症である網膜症、腎症、神経障害はどれも毛細血管病変に起因しており、脳血管病変、虚血性心疾患、閉塞性動脈硬化症などは大血管の障害によるもので、理論的には予防可能な病態ともいえます。

　一方、糖尿病網膜症が発症したときには、血液を循環させる全身の血管や毛細血管にも同じような異常が生じていることを意味します。これらの血管病変は全身の臓器はもちろん、統合器官そのものにも障害を与えます。糖尿病網膜症の治療はもちろん大事ですが、血管病変の改善あるいは増悪の阻止を考慮しなければ治療としては不完全といえます。つまり、常に食事療法、運動療法、薬物療法などを駆使して糖尿病のコントロールを正しく継続しなければならないのです。

　入口としての感覚器の病気は、いずれも管腔壁の欠損としての範疇に入りますが、主として眼科、耳鼻科、歯科口腔外科、皮膚科などで扱われる病気の大きな部分を占めています。

②末梢神経障害
──末梢神経の炎症等による電気インパルスの流れの障害

　末梢神経障害はニューロパシーとも称されます。統合器官の入口である感覚器から中枢神経系に向かう感覚神経と、中枢神経系から出口である筋肉に向かう運動神経は別々に機能していますが、成因によっては双方が同時に障害されることもあります。

　感覚器からの電気インパルスの流れは、神経を管腔器官とし

142

6 統合器官

てイメージすると、神経線維を流れますが、神経線維は軸索とこれを取り巻く髄鞘によって構成されています。軸索の壁は神経細胞の細胞壁であり電気的興奮性を示し、髄鞘は電気インパルスの伝導の効率を高めています。この軸索の壁と取り巻いている髄鞘を合わせて、"管腔器官の壁"とイメージします。

　糖尿病性神経障害、ギランバレー症候群、脚気などの病気は、**炎症**などによって髄鞘が傷害あるいは**欠損**した状態であり、電気インパルスの伝導は極端に低下します。糖尿病性末梢神経障害（糖尿病性ニューロパシー）は糖尿病の全経過のなかで3～4割の高頻度で発症する糖尿病の合併症で、感覚神経末梢に始まる"痺れ感"が特徴です。微小血管の循環障害による栄養障害と考えられていますが、糖尿病では微小循環障害の改善が難しいため回復が困難となりがちです。

　脚気による末梢神経障害はビタミンB1の欠乏によるもので、感覚神経障害による痺れ感や運動神経障害による運動麻痺をみますが、ビタミンB1の投与によって速やかに回復します。ビタミンB1の欠乏はすべての細胞のエネルギー産生系に影響を与えるため、心不全や筋力低下、中枢神経の機能低下などを伴います。

　髄鞘の傷害は比較的速やかに回復するため、脚気やギランバレー症候群などの病気も回復が期待されます。しかし、糖尿病によって栄養補給経路の血管が傷害されて発症している糖尿病性神経障害のような病態では回復が進みません。軸索の欠損でも回復をみますが、神経細胞そのものの欠損を伴うときには回復が困難になります。

II 各論：器官レベルから病態をとらえる

③多発性硬化症
──寛解と再発をくり返す自己免疫疾患

　統合器官のなかの中枢神経系における脱髄疾患で、軸索を取り巻く髄鞘の**炎症**を伴った**欠損**による病気です。神経を管腔器官とイメージしたときの壁の部分的欠損に相当しますが、電気インパルスの伝導は著明に低下するため、感覚器からの情報伝達が障害されたり、運動器への中枢からの指示が伝わりません。軸索が傷害されないため、髄鞘の再生回復によって症状の改善をみますが、免疫異常による傷害のため寛解と再発を繰り返します。脱髄の起きる広がりが系統的ではないため、感覚の異常や運動の異常などの症状は多彩です。

　副腎皮質ホルモン剤の投与によって免疫反応による炎症を抑える治療が一般的です。

④認知症
──認知の障害によって外界に対する行動が非合目的的な結果となる

　認知症という病態を、これまでみてきた器官レベルという考え方でみてみます。

　外界の変化は感覚器によって受容されて、電気インパルスとなって大脳の感覚領域の一次感覚野で結像されたあと、感覚の統合野に送られて外界の状況を認知します。認知に基づく結論は運動領域の前頭前野に送られ、外界に対する対応の一つが選択されて、大脳の運動野から電気インパルスとなって筋肉に伝達されて運動をもたらします。これによって合理的に、合目的的にからだを動かしています。

　認知症は感覚領域の統合野における**外界の認知の障害**と考え

144

られます。これは、大脳皮質の感覚領域神経細胞の脱落欠損に
起因します。大脳の運動領域では、外界に対する感覚領域の間
違った認知のもとにでも、一つの運動を選択しますので、外界
に対して行動を起こします。この行動が、外界の変化に対して
繰り返して合目的的でない結果となるときに、認知症と呼ばれ
ることになります。

　認知症の際の大脳病変部の改善は望むことはできませんが、
診断は外界に対する行動が合目的的であるか否かによっていま
すので、**外界の状況を変える**ことによって認知症の患者さんの
行動が合目的的になることもあります。このようなことによっ
て認知症による障害を軽減することもでき、時には認知症とし
なくてもよい場合もあります。

b) 運動領域の病気

　運動領域の病気は、感覚統合野の認知に基づいて運動領域の
統合野である前頭前野での一つの運動の選択決定に始まりま
す。この決定は一次運動野に送られ、運動神経を介して電気イ
ンパルスとなって伝わって筋肉を動かすことになりますが、同
時にこの電気インパルスは大脳基底核にも送られて運動の手順
が検討され、スムーズで効率的な運動の遂行のために一次運動
野を調節します。また同時に小脳にも送られて、滑らかな、か
つ正確な運動を計画して一次運動野を調節します。

①うつ病
──モノアミン等の不足により電気インパルスの流れが障害される

　うつ病は神経の電気インパルスの流れが途絶えるために発症

する病気といえます。神経の情報は電気インパルスの伝導によっていますが、シナプシスと呼ばれる神経細胞と神経細胞の接続部は、モノアミンなどの化学物質によって伝達されます。化学物質は神経の信号伝達のほかに神経細胞の動作環境を調節するといった役割も果たしています。脳幹あるいはその近傍にあるモノアミンの産生神経核から供給されるこれら化学物質は、覚醒時には作用部位の濃度を上げて活動性を高め、睡眠時などには濃度を下げて活動性が低下します。

　感覚器に受容された環境の情報は、最終的に感覚系の感覚連合野で環境の状況を認知して運動系に伝達されて、前頭前野で対応の行動方針の一つを選択します。基底核では選択された行動方針についての手順を計画し、小脳では運動の正確で円滑な実践を目論みます。そのような手続きのもとに、一次運動野からの運動神経を介してのシグナルが筋肉を動かして、意図した運動を行います（図Ⅱ-6）。

　うつ状態は前頭前野の環境を整えているセロトニンなどのモノアミンの欠乏によって、感覚情報からの認知に基づく一つの

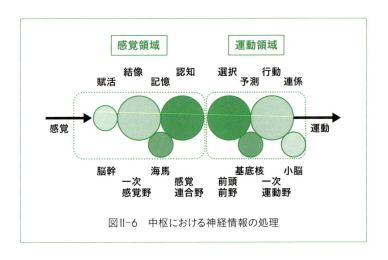

図Ⅱ-6　中枢における神経情報の処理

行動の選択ができない状況と考えられます。管腔壁に発生する4種類の病変のなかでは、流れが狭くなったり戻ったりすることから"運動の異常"にたとえられるかもしれません。

②錐体外路の変性疾患
——スムーズな運動の調節が障害されるパーキンソン病など

　錐体外路の変性疾患には、大脳皮質基底核変性症、線条体黒質変性症、パーキンソン病、核上性麻痺、舞踏病、本態性振戦などが含まれますが、これらの病名は主として変性を生じる部位の名称を用いて命名されています。

　パーキンソン病は覚醒時に大脳基底核、特に線条体への脳幹の黒質からのドーパミンの供給が不十分のために、線条体の機能が低下した状態です。大脳基底核は大脳の前頭前野で一つの運動が選択されたあとに、そのスムーズな手順を作成して大脳の一次運動野に返すところと考えられますので、パーキンソン病では動きの開始が遅くなり、運動の手順がぎこちなくなります。管腔壁に発生する4種類の病変のなかでは壁の"運動の異常"にたとえられるかもしれません。

③脊髄小脳変性症
——小脳と周辺神経の変性により運動失調をきたす

　神経の変性症は神経細胞そのものの消滅によるもので、管腔壁に発生する4種類の異常のなかでは、壁の"欠損"に相当します。神経の電気インパルスの伝導が不可能となって神経信号の流れが途絶えます。

　脊髄小脳変性症は、変性症のなかでも小脳に関わる神経の変

Ⅱ 各論：器官レベルから病態をとらえる

性がみられる病気の総称です。フリードライヒ運動失調症、家族性痙性対麻痺、皮質小脳萎縮症、多系統萎縮症（オリーブ橋小脳萎縮症、シャイ・ドレーガー症候群、線条体黒質変性症）、遺伝性脊髄小脳失調症（マシャド・ヨーゼフ病、歯状核赤核淡蒼球ルイ体萎縮症）、遺伝性周期性失調症、小児の脊髄小脳変性症、等に分類されています。

　小脳は大脳の前頭前野で選択された一つの運動が、大脳基底核（線条体）において手順がプランニングされて大脳の一次運動野に返されたあと、運動が滑らかかつ正確に行われるように大脳の一次運動野を調節します。運動が滑らかかつ正確に行われるためには、常にからだの位置関係を把握していなければならないため、小脳は視覚や聴覚および筋肉や関節などからの感覚情報を大量に取り込んでいます。

　小脳の機能が低下すると、位置を定めることができなくなるとともに、正確な運動ができなくなります。パーキンソン病と異なって運動はすぐに始められますが、体の各位置を固定しようとしてもできないため"振戦"や"ふらつき"を生じます。変性疾患は神経細胞の欠損を伴いますので、回復を期待することはできません。

④運動ニューロン疾患
——大脳から筋肉に至る神経細胞の欠損による運動信号の障害

　運動ニューロン疾患は、大脳の運動シグナルの最終的な出口である一次運動野から運動器である筋肉までの神経に生ずる変性疾患です。管腔壁に発生する４種類の異常のなかでは、壁の"欠損"に相当しますが、神経細胞が欠損して神経が消滅するため、大脳からの運動シグナルが伝わらなくなって意図した運動

6 統合器官

ができなくなります。変性疾患はどれも徐々に進行して、失われた機能は回復しません。

運動ニューロン疾患も筋萎縮をもたらす神経変性の起きる部位によって分類されていて、筋萎縮性側索硬化症、原発性側索硬化症、脊髄性筋萎縮症（クーゲルベルグ・ウエランダー病など）、球脊髄性筋萎縮症、進行性筋萎縮症などの病名が付けられています。

筋萎縮性側索硬化症（ALS）では、最終的には眼球運動以外のすべての筋肉への電気インパルスが途絶えて運動麻痺をみますが、感覚神経や自律神経は傷害されないため、膀胱直腸障害や褥瘡はみられないといった特徴を示します。

⑤末梢運動神経障害
——感染症等に起因して運動神経麻痺をきたすギランバレー症候群など

ギランバレー症候群は亜急性の経過を示す多発根神経炎で、わが国では毎年10万人あたり1、2人の発生をみています。上気道感染のあとや、キャンピロバクターによる下痢に罹患したあとの1〜2週間後に、下肢から上行する運動神経麻痺をみます。感染症などに起因する末梢性運動神経髄鞘に対する遅延型アレルギー反応と考えられており、予後は比較的良好で3〜6ヶ月以内にほぼ回復に向かいます。

脚気も感覚神経とともに運動神経に脱髄を生じて障害を起こします。

149

Ⅱ 各論：器官レベルから病態をとらえる

⑥筋疾患（ミオパシー）
──筋力の低下等をきたす疾患の総称

　運動神経の末端に位置する骨格筋などで筋肉自体に原因が
あって起こる疾患の総称です。治癒が不能な進行性筋ジストロ
フィー、治療によってほぼ機能の回復が期待される重症筋無力
症、完全に回復する周期性四肢麻痺など多くの病態が含まれま
す。

　筋肉は統合器官の出口でもあり、感覚器とともに統合器官の
末端に位置します。運動はこの統合器官の出口である筋肉にお
いて学習されていて、外界とのやりとりに関わるこの部位の異
常はもっとも詳細に具体的に認知されるため、認識の形成に大
きな影響を与えます。

　神経系を含む統合器官は、他の器官と同様に管腔のなかの**流
れの異常**によって**病気**が発症します。流れの異常をもたらすも
のは、やはり管腔壁と考えられる神経線維の壁の欠損をはじめ
とした4種類の**壁の異常**によって理解されます。

　また、認識とは統合器官と外界とのやりとりのことであると
考えることは、私たちの行動に新たな視点をもたらすかもしれ
ません。看護実践における看護理論の必然性がより明瞭になる
ような気がします。

150

6 統合器官

COLUMN

感覚器と効果器（筋肉）のあいだ

　統合器官は感覚器からの情報を集めて、一つの結論を出して、運動器に出力して行動を起こすことになります。中枢神経系で結論を出すところが "認識" とか "自我" を形成するところとされていますが、末梢の感覚器がなければ中枢での認識はできず、運動器がなければつくられた認識を行動として表現できず、その認識はないことになります。さらに、われわれは運動器で表現された行動を再度感覚器でとらえて元の認識を修正するといったことを繰り返しているのです。

Ⅱ 各論：器官レベルから病態をとらえる

各論のまとめとして

器官の"流れのとどこおり"から病気をとらえる
──糖尿病を例に──

　"器官レベルからのからだの見方"について述べてきましたが、最後に、このような考えのもとに、今一度、日常的に遭遇することの多い「糖尿病」をみてみます。糖尿病はインスリンの作用不足等による代謝疾患として扱われますが、病変の発症部位は全身の血管であり、長期にわたる血糖の上昇による血管の炎症性変化に起因した病気と考えることができます。糖尿病については循環器官にみる病態のひとつとして既に取り上げましたので、あわせて参照してください（循環器官 p.77 〜及び 統合器官 p.141 〜）。

　糖尿病は血液中の糖（ブドウ糖）が増加することを第一の特徴とします。血液中の糖は血液を介する**全身の細胞のエネルギー源**として血液中に存在しています。

　まず、糖がどのように全身の細胞に利用されているのかを確認しておきます。血液は"糖の貯蔵庫"の意味あいもあり、細胞はエネルギー代謝に必要な分のみをそのつど血液から細胞内に取り込みます。血液中の糖は、外界から消化器官を介して取り込まれた糖によって常に補われていて、血液中の糖が必要分よりも過剰になったときには、インスリン作用にて一時的に肝臓や筋肉、皮下脂肪などの脂肪組織、腎臓などの細胞内にグルカゴンや中性脂肪の形でストックされます。貯蔵されたそれらは、食間の空腹時など、血糖が低下してきたときに必要に応じて血液中に放出されます。つまり、**血液中の糖の移動**によって**血糖濃度は一定**に保たれており、この機序の破綻による血糖の

152

各論のまとめとして

上昇や低下はいずれも病気として認識されています。

　血液中の糖の濃度が異常に上昇する状態は「糖尿病」とされますが、血糖が上昇する状態とは、糖が余っているのではなく、**細胞内に入るべき糖が血液の中に停滞している状態**と考えられ、むしろ**細胞内の糖は欠乏気味**となっているのです。

　では、血糖の上昇が循環器官に与える影響とはどのようなものでしょうか。糖尿病における**循環器官の内腔の流れのとどこおり**とは、高血糖の糖毒性による血管壁の炎症に起因した動脈硬化症による直接的な血流障害がありますが、さらにいえば、その動脈硬化が血管内の糖を支配臓器の細胞へ届きにくくすることも"血液の流れのとどこおり"ととらえることができます。

　細胞内への糖の取り込みにインスリンを必要としない神経系や心筋などであっても、高血糖の持続によって障害されますが、それは糖尿病による血管病変が糖以外の栄養も含めてその透過性を低下させることによります。もちろん、糖の取り込みにインスリンを必要とする肝臓や腎臓、骨格筋、脂肪組織などでも、高血糖の持続によって同様の機序が働き、この場合は血液中にインスリンがあるにもかかわらず糖の取り込みの低下が起きるため、これらの臓器は低血糖が起きていると錯覚して糖新生を活発化してしまい、糖尿病は増悪することになります。このように糖尿病における"循環器官の血液の流れのとどこおり"は、**糖毒性による血管壁の炎症性変化**によって起きていることなのです。

　ここまで理解が及ぶと、この先にからだのなかで起きることは容易に想像ができます。からだの鋭敏なところから症状が自覚されていきます。糖尿病網膜症に伴う視力障害、知覚神経の障害による神経痛、同じく知覚神経障害による糖尿病性足病変、心臓の血管病変による狭心症や心筋梗塞、中枢神経におけ

153

る脳梗塞や脳出血、腎臓の血管病変による糖尿病性腎症、消化器官では歯周病等の**全身の血管病変に基づく病気**が現れます。

このように考えると、糖尿病に対しては血糖値を正常に保つことが第一ですが、それにもまして重要なことは、からだに必要な量の糖を細胞に供給することであり、それがまずなされなければ合併症を免れえないとの考えに至ります。

さらに大切なことは、糖尿病では血管病変が起きる前から**血糖のコントロール**を厳密に行わなければならないことになります。しかし、血糖の調節はインスリンによって自動的に行われていて、認識のうえで**血糖値の上下を知覚するすべ**はなく、意思の力で直接に血液中の糖をコントロールすることもできません。糖尿病において血糖をコントロールする方法は、血液中の血糖値を測定して糖の状態を認識したあとで、意思の力の働く消化器官の入口である口で、血糖の源となる摂取エネルギー量を調節することになります。このように、糖尿病のコントロールの困難さは**消化器官を介して間接的にコントロール**をしなければならないところにあります。その際、血糖値の正常範囲の維持を目標とするとともに、日常生活に必要なエネルギーの維持も目標としなければなりません。

以上、糖尿病を例にして、あらためて器官レベルの視点、①役割、②通過臓器、③内腔の内容、④入口・出口、⑤管腔壁に生じる異常、等から、病態と全身への影響について確認しました。**病気は管腔壁に生じる異常**（糖尿病の場合は、血管の炎症）によって生じますが、**病態は器官の内腔の流れのとどこおり**（糖尿病の場合は循環器官の血液の流れのとどこおり）が表しています。病気によって**健康の何が障害されたのか**を大きくつかむには、この器官レベルの見方が有効であることをおわかりいただけたでしょうか。

本書の参考文献

- 「器官レベルでの病態の把握：病気を看護の視点で捉える」 関山伸男 著, 『綜合看護』 41(3)〜43(3), 現代社, 2006- 2008年
- 『イラストでわかる画像診断のための脳機能モデル』 久保田潤 著, 学研メディカル秀潤社, 2012年
- 『科学的看護論』（第3版 新装版）薄井坦子 著, 日本看護協会出版会, 2014年
- 『看護覚え書：看護であること看護でないこと』 フロレンス・ナイチンゲール 著, 湯槇ます, 薄井坦子ほか 訳, 現代社, 2023年
- 『原文 看護覚え書』 Florence Nightingale ; compiled by Hiroko Usui, Yoshihiko Kominami. 現代社, 1974年
- 『ナイチンゲール著作集 全3巻』 薄井坦子ほか 編訳, 現代社, 1974-1977年
- 『ナイチンゲールのマネジメント考：組織管理者としての責任』 井部俊子, 関山伸男 ほか 著, 日本看護協会出版会, 2022年
- 『ナースが視る人体：看護のための人間論』 薄井坦子 著, 講談社, 1987年
- 『脳単』 河合良訓 監修ほか, エヌ・ティー・エス, 2005年
- 『標準生理学』（第4版）本郷利憲ほか 編. 医学書院, 1996年
- 『プラクティカル内科シリーズ 1 〜12 』 南江堂, 1999-2003年

あ と が き

　長年温めていた器官レベルからの身体の見方を書き上げて感
慨無量です。どのような形で仕上げることができるのか、これ
も長年の懸案でしたが、アノック社の上村直子様にお声がけを
頂き取り掛かることができました。

　器官レベルの身体の見方は、薄井坦子先生の主宰されていま
した看護科学研究会（現在は看護科学研究学会）の夏季ゼミなどの事
例検討会に参加させていただいた時に、最初は病気について看
護師さんたちの分からないところを解説するといった感覚でし
たが、病気のことを細胞内の代謝レベルまで詳しく分かったと
ころで看護には結びつかないことを事例検討会を通して知らさ
れました。薄井坦子先生の提唱した「科学的看護論」には、"看
護の本質は、生命力の消耗を最小とするよう生活過程をととの
えることである"と掲げております。また、ナイチンゲールは
「看護覚え書」のなかで、病気は器官の中の流れのとどこおりに
よって起きるもので、内科医も外科医もこのとどこおりを取り
除くのを仕事としているが、取り除いた後の修復は自然治癒力
によっており、この自然治癒力を支えるのが看護であることを
示唆しています。事例検討会では、いずれも病気を治すといっ
た意味合いを看護に託すのではなく、看護とは身体を正常な方
向に向けて支持することであると知らされました。医師の病気
に対する知識そのままでは、看護にはあまり役に立つものでは
なかったのです。

　生理的に正常状態を維持する場面としては、生体内の器官相
互の働きが順調であれば身体は順調と考えられます。事例検討
会では、器官レベルでの身体の見方ができれば看護にはとても

あとがき

役に立つことが分かりました。そして、多くの看護師さんは無意識のうちに器官レベルでの身体の見方をして看護に役立てていることも知りましたが、ここでこのような考え方をさらに明確にしておくことも事例検討会の苦労の軽減のためになるかと考えました。

　ここに、看護科学研究学会はじめ多くの看護師の皆様、ナイチンゲールの看護論をご指導いただきました今は亡き薄井坦子先生、本をつくるにあたりまして多大なお力をいただきましたアノックの上村直子様、デザインを手がけてくださった長井究衡様には、あらためまして深謝申し上げます。

関山伸男

索引

*下線は見出し語ページ、**太字**は主要ページを示す。

〈あ〉

胃潰瘍　17, 55, **58**
胃癌　**60**
イレウス　38, 57
咽頭癌　88, 92
うつ病　135, **145**
運動ニューロン疾患　**148**
横隔膜麻痺　93

〈か〉

潰瘍性大腸炎　63
脚気　143, 149
感染性腸炎　57
癌性胸膜炎　96
気管支炎　38, 88
気管支喘息　88, **89**
逆流性食道炎　29, 50, **58**
急性胃腸炎　**64**
狭心症　38, 153
筋萎縮性側索硬化症　149
クローン病　63
高血圧症　72, **74**, 78, 99, 104
喉頭癌　88, 92
骨粗しょう症　99

〈さ〉

子宮頚癌　**125**
糸球体腎炎　39, **107**, **111**
自己免疫疾患　35, 139, **144**
十二指腸潰瘍　29, 50, 57, **58**
腎盂炎　38, 106, 107
腎炎　107, 110, 111
心筋梗塞　75, 77, 153
腎細胞癌　108
心臓弁膜症　38, 73
心不全　61, 73, **74**, 96, 104, 143
腎不全　99, 107, 109, 112
水腎症　102
性感染症　125
脊髄小脳変性症　39, **147**
前立腺癌　129, 130

前立腺肥大症　102, 130

〈た〉

大腸癌　**60**
脱髄性疾患　39, 135, 139, 140
多発性硬化症　39, 139, **144**
膣炎　123
統合失調症　135
糖尿病　**77**, 98, 141, 143, **152**
糖尿病性腎症　77, 154
糖尿病性足病変　153
糖尿病性末梢神経障害　143
糖尿病網膜症　77, **141**, 153
動脈硬化症　38, 73, 75, 78, 110, 142, 153

〈な〉

尿管結石症　102, 106
尿細管間質性病変　107
認知症　102, **144**
ネフローゼ　98, 107, 111, **112**
脳梗塞　77, 154

〈は〉

肺炎　38, 88, **90**, 94, 95
肺癌　53, 65, 88, **92**, 95
肺気腫　39, 84, 93
肺血栓塞栓症　**94**
排尿障害　101, 105
パーキンソン病　54, 135, **147**, 148
反回神経麻痺　65
副睾丸炎　129
膀胱炎　38, 106, 107
膀胱癌　108
膀胱腫瘍　102, 110
膀胱直腸障害　149
ホルモン異常症　70

〈ま〉

末梢神経炎　38
末梢神経障害　**142**
慢性閉塞性呼吸障害　90
メニエル病　39
免疫不全症候群　36

〈ら〉

卵巣癌　124
卵巣嚢腫　**126**

著者略歴　関山 伸男（せきやま・のぶお）

医師。札幌医科大学大学院卒業後、同大学内科学助手、講師を経て小樽病院内科医長。この間、４度にわたりサウジアラビア・ジェッダ内視鏡センター指導医として派遣された。手稲ルカ病院副院長を経て、1992年札幌ひばりが丘病院院長・理事長。ナイチンゲールの看護思想に基づく薄井坦子の「科学的看護論」と出会い、同理論を実践する病院構築を試みた。2012年より札幌徳洲会病院消化器内科主任部長。看護に資する病態把握として、器官レベルから身体及び病気をみる考え方を「綜合看護」（現代社）に連載。共著として『ナイチンゲールのマネジメント考：組織管理者としての責任』（日本看護協会出版会）等がある。

器官レベルからみるからだ
―― 病気は流れのとどこおりである

2024年9月24日　第1版　第1刷発行

著　者―――――関山 伸男
発行者―――――上村 直子
発行所―――――株式会社 アノック
　　　　　　　〒102-0074
　　　　　　　東京都千代田区九段南1-5-6　りそな九段ビル5階
　　　　　　　電話 050-3631-8658　　振替 00100-4-792501
　　　　　　　https://www.annok.biz/
デザイン―――――長井 究衡
印　刷―――――シナノ書籍印刷株式会社

＊本書の無断転載ならびに複写は、著作権上の例外を除き、著作権侵害となります。
978-4-9910585-5-4

看護学生、宇宙を学ぶ

小河 一敏 著

定価：1,650 円（本体 1,500 円＋税）　四六判 214 頁
ISBN 978-4-9910585-3-0

「生命ってどういうもの？」「生きてるってどういうこと？」「動物はなぜ眠るの？」「太陽光は地球にどんな作用をしているの？」──著者の問いかけに答えていくおもしろみを味わううちに、広い学びの世界をのぞき見る。

『看護覚え書』に学ぶ生活科学ワークノート

小河 一敏 著

定価：1,980 円（本体 1,800 円＋税）　B5 判 124 頁
ISBN 978-4-9910585-0-9

「看護」を学ぶ前に「生活」を体系的に学ぶ──。看護の対象である患者は、まず人間として生活する者であって、そこには自然の法則がはたらいていることを、ナイチンゲールの『看護覚え書』を手がかりに学んでいく。学生用の授業教材。

『看護覚え書』に学ぶ生活科学ガイドブック【教員用】

小河 一敏 著

定価：5,280 円（本体 4,800 円＋税）　B5 判 207 頁
ISBN 978-4-9910585-1-6

「『看護覚え書』に学ぶ生活科学ワークノート」をつかった授業を行う教員のためのガイドブック。（在庫僅少。オンデマンド出版 対応可）

『看護覚え書』を読む

薄井 坦子 著

2025 年 春 刊行予定
ISBN 978-4-9910585-6-1

『看護覚え書』はどう読まれるべきか。「科学的看護論」を構築した著者が自らの発見や驚きをふまえながら、読者とともにナイチンゲールの思考をたどる、「綜合看護」での連載を書籍化。「読む」という行為の本質に迫る。

アノック